기적의
자세 요정

무 너 진 자 세 를 바 로 세 우 는

기적의 ___ 자세요정

자세요정 지음

다산
라이프

다음 자세요정의 주인공은
바로 당신입니다!

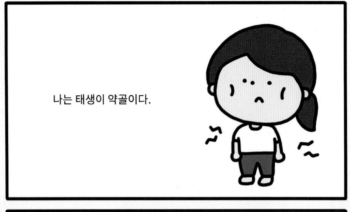

나는 태생이 약골이다.

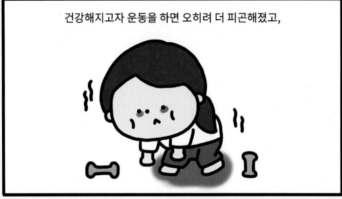

건강해지고자 운동을 하면 오히려 더 피곤해졌고,

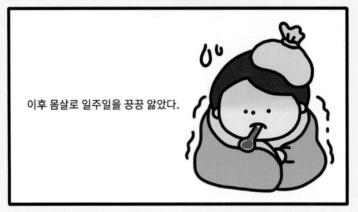

이후 몸살로 일주일을 끙끙 앓았다.

SNS 속 언니들의 멋진 몸매를 따라 하려다가 다치기보다는
그냥 생긴대로 사는 편이 더 나을 것 같았다.

어차피 아플 바엔

그냥 최소한의 움직임으로

약하게 살겠어

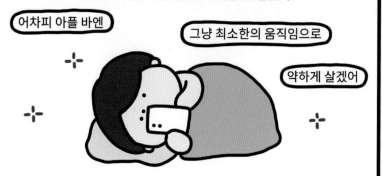

그러던 어느날, 갑자기 스키니진이 유행하면서
모두가 날씬한 하체를 드러내기 시작했다.

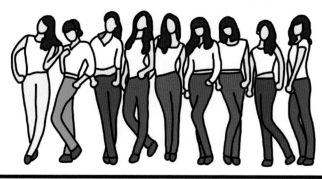

나는 마른 상체에 비해 하체가 유독 발달한 체형이라
스키니진을 예쁘게 소화할 수 없는 몸이었다.

아, 역시 안 되겠어

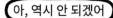
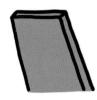
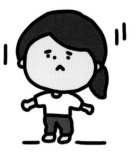

타고난 코끼리 다리에다가 부종도 심해 꽉 끼는 바지는 쥐약이었다.

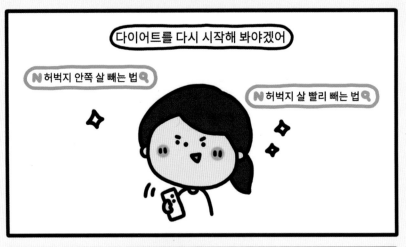

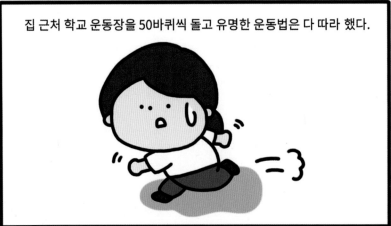

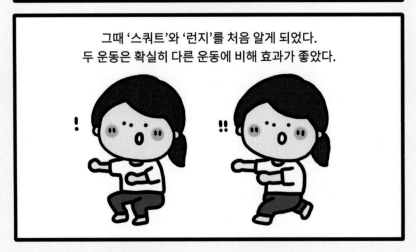

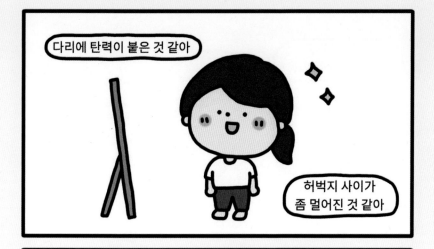

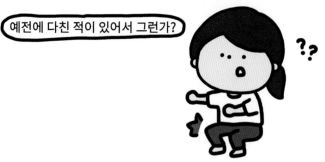

살이 빠진다는 기쁨도 잠시 스쿼트와 런지만 하면
이상하게 왼쪽 무릎이 욱신거렸다.

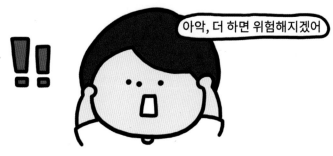

당시 물리치료를 전공하고 있었기에 직감적으로 알았다.

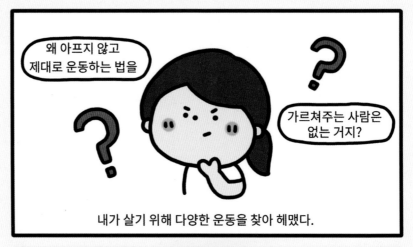

내가 살기 위해 다양한 운동을 찾아 헤맸다.

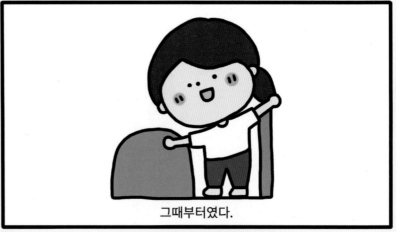

그때부터였다.

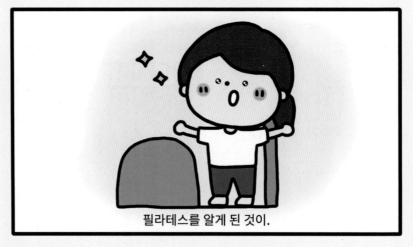

필라테스를 알게 된 것이.

필라테스의 매력 1

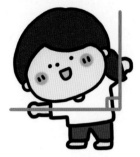

몸의 관절 하나하나를 제대로, 바르게 움직이게 하고

필라테스의 매력 2

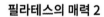

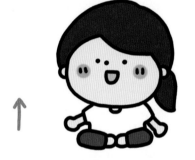

뼈대를 올곧게 세워주는 훌륭한 운동이다.

필라테스의 매력 3

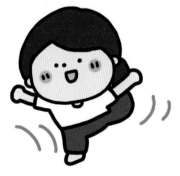

탄력 있고 예쁜 라인은 덤으로!

아픈 무릎에 부담도 적게 가 이 운동이라면
오래오래 다치지 않고 할 수 있겠다는 강력한 느낌을 받았다.

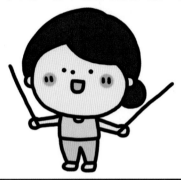

이후 물리치료사 5년, 필라테스 강사로 8년차인 나는 더 이상 약골이 아닌
건강하고 탄력 있는 몸을 갖게 되었고, 그에 관한 실전 지식을 쌓았다.

그리고 한 가지만큼은 자신이 생겼다.

오늘 하루, 통증 없이
무탈하게 잘 살아내자!

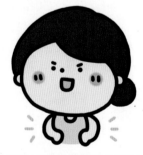

이렇듯 치료와 재활에 대한 나만의 철학이 생기니
운동을 대하는 자세도 달라졌다.

외적인 아름다움에만 집착하는 것에서 벗어나
자연스러운 몸의 정렬로 나만의 아름다움을 찾는 방법을 깨우친 것이다.

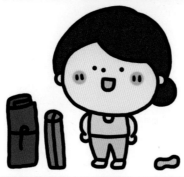

이걸 이제야 깨달았다니..! 아쉬운 마음에 나와 비슷한 경험을 가진
사람들에게 내가 직접 몸으로 익힌 정보를 나누고자 유튜브를 시작했다.

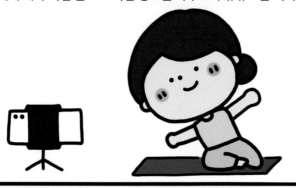

채널명은 바로 <자세요정>!

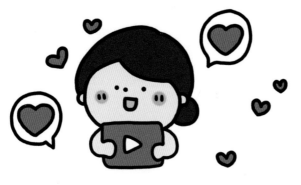

단순히 다이어트가 아닌, 바른 자세를 위해 알아야 할 정보만을 쏙쏙 모아

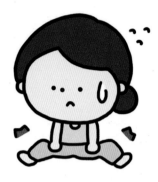

균형 잡힌 몸, 똑똑한 내 몸 사용법을 알려주는 채널이다.

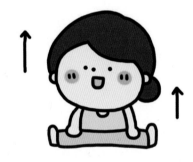

다행히 많은 분들이 찾아주셨고 어느덧 구독자는 130만 명이 넘었다!

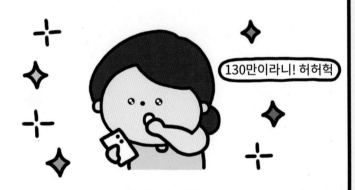

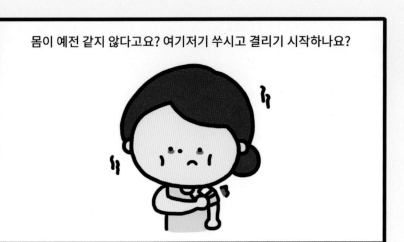

몸이 예전 같지 않다고요? 여기저기 쑤시고 결리기 시작하나요?

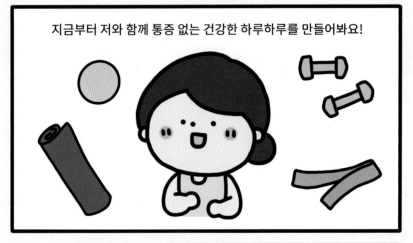

지금부터 저와 함께 통증 없는 건강한 하루하루를 만들어봐요!

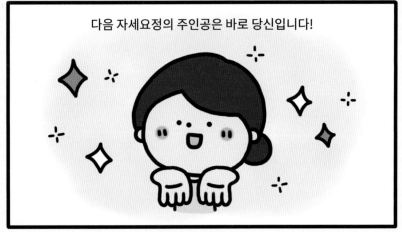

다음 자세요정의 주인공은 바로 당신입니다!

CONTENTS

PART 02

체형 불균형 바로잡는 자세 BIG 7

PART 03

숨은 라인 되살리는 3단계 회복 루틴

PART 04

바른 자세를 유지하기

JSYJ

완벽한 자세를
되찾기

지금, 당신의 자세는
통증을 유발합니다!

"바르게 앉으세요."

학생 때부터 수도 없이 들어온 말입니다. 우리는 하루 중 대부분의 시간을 앉아서 보냅니다. 운동선수나 예외적인 상황은 제외하고요. 그런데 그 수많은 시간 중 바르게 앉아 있는 시간은 얼마나 될까요?

STOP!

그 자세 그대로 자신의 모습을 살펴보세요!

등의 모양은 어떠한가요? 목은요? 다리를 꼬거나 한쪽 다리를 의자에 올리고 있진 않나요? 우리 몸이 편안하다고 느끼는 자세는 모두 비슷할 거예요. 둥글게 말린 등, 쭉 빼고 있는 목, 한쪽으로 기울인 몸까지도 말이죠. 하지만 지금 여러분이 느끼는 편안함은 서서히 몸을 망가뜨립니다. 이건 제가 확신할 수 있어요.

그러다 순식간에 통증이 번져 병원 신세를 지게 될지도 몰라요. 이때부터는 매순간 크고 작은 통증을 참아가며 살게 될지도 모르죠. 순간에 느끼는 편안함의 여파가 미치는 영향은 이루 말할 수 없이 고통스러운 현실로 몸을 밀어 넣는 것과 같아요. 제 이야기가 무시무시한가요? 과장은 아니냐고요? 제가 조금 강하게 말했으나 결코 틀린 말은 아닙니다. 그만큼 자세가 중요하다는 것을 강조, 또 강조하고 싶었기 때문이에요. 그렇다면 제가 말하고자 하는 자세, 즉 우리 몸을 통증으로부터 해방시킬 바른 자세란 무엇일까요?

앉은 자세의 역사

한 개인이 쌓아 올린 '앉은 자세'의 역사는 참 유래가 깊어요. 곰곰이 되짚어보면 우리는 초중고 12년 내내 입시를 향해 달리느라 딱딱한 나무 의자에 앉아 오랜 시간을 인내해 왔습니다. 대학 시절에는 도서관이나 강의실에서, 직장인이 되어서는 일하느라 온종일 앉아서 시간을 보내고 있죠. 하물며 이동하는 시간에도 우리는 지하철과 버스, 차 안에 앉아 있습니다. 바로 이거예요. 우리는 인생의 대부분을 '앉아서' 보냅니다. 게다가 세월이 흐를수록 앉아서 보내는 시간은 더 길어지고 있어요. 근육과 뇌를 고루 발달시키려면 움직임이 정말 중요한데, 그 사실을 간과하고 있는 겁니다.

하지만 어린 아이들의 경우 걷고 뛰고 뒹구는 등 쉴 새 없이 움직입니다. 움직임도 운동량도 성인보다 훨씬 많고 거침이 없는데도 그 때문에 통증이 발생한다거나 불편을 겪는 일은 극히 드물죠. 이들은 관절이 유연하고 움직임을 통해 발달한 근육들이 몸을 바르게 지탱하고 있기 때문입니다. 그래서 다양한 상황에서도 몸이 탄력 있게 대항할 수 있습니다. 그러나 이 아이들도 점차 성장하면서 한 자세로 오래 앉아 있게 되고, 그로 인해 내 몸을 바로 세우지 않는 시간이 늘어나는 슬픈 현실을 맞닥뜨리게 됩니다. 관절과 근육은 서서히 굳을 테고 몸의 정렬이 틀어지며 여기저기에서 잦은 통증이 발생하게 되겠죠. 다시 말해 점점 쇠약해진다는 겁니다.

누군가는 '나이 탓이야'라고 말하기도 합니다. 물론 노화도 한몫을 하겠지만 파고들다 보면 '이 모든 건 잘못된 자세 때문'이라는 결론에 도달하게 됩니다. 과거 어르신들만의 질환이라고 여겼던 허리디스크나 무릎관절염, 오십견 등이 최근 20~30대에도 급격히 번지고 있다는 사실이 이를 뒷받침해 주죠. 더 놀라운 것은 최근 허리디스크로 고통 받고 있는 10대 청소년의 수도 어마어마하게 증가했다는 사실입니다.

이미 늦었다며 이번 생은 통증을 친구 삼아 버텨보기로 하셨나요? 안 됩니다. 여러분, 포기하지 마세요. 그래서 제가 이 책을 쓰고 있는 것이니까요. 자세에 대한 불안감을 느끼고, 나의 자세는 크게 잘못되었다는 것을 자각한 지금부터가 개선의 시작점입니다. 자세를 바꾸는 것에는 나이도 성별도 체형도 필요 없어요. 깨닫고 효과를 본 사람들의 이야기를 믿고, 또 저를 믿고 함께 자세 교정의 신세계로 한 발자국 내딛어 보시길 바랍니다. 자세를 바로 한다는 것은 온전히 나만을 위해 시간을 쏟는 일입니다. 하루 딱 10분, 나를 아끼는 시간은 자세를 바로 잡는 것에서부터 시작해요.

당신의 자세는 '지금부터'입니다.

바른 자세 vs 나쁜 자세

바른 자세를 갖추는 것보다 중요한 건, 이를 오래 지속하며 지키는 일입니다. 그러려면 먼저 내 몸을 이해해야 해요. 내 몸이 어떻게 이루어져 있는지, 어떤 메커니즘에 의해 움직여지는지를 알아야 바른 자세의 중요성을 이해하고 지속하려는 마음이 생기거든요.

우선 몸통에는 몸의 중심 뼈대를 이루는 척추가 길게 뻗어져 있습니다. 척추의 가장 위쪽은 머리, 가장 아래쪽은 골반과 연결되어 있죠. 머리와 연결된 척추는 어깨와 팔로, 골반과 연결된 척추는 무릎과 발로 뻗어나가며 온몸 구석구석을 세밀하게 잇고 있어요. 또 뼈와 뼈가 맞닿아 있는 부위에는 관절이 자리하는데, 관절은 우리 몸이 부드럽게 움직여질 수 있도록 돕는 윤활유 역할을 합니다. 그리고 이 관절 주위에는 관절을 지지해 몸의 안정성을 유지하고 자유롭게 움직일 수 있도록 하는 다양한 근육들이 자리합니다. 그런 까닭에 우리는 손과 발을 자유자재로 사용할 수 있고, 앉고 걷고 뛰는 등 일상생활을 원활하게 할 수 있는 것이죠. 정리하자면 우리 몸은 모두 연결되어 있고, 각 관절과 근육들이 유기적으로 연동되어 움직인다는 말이 됩니다.

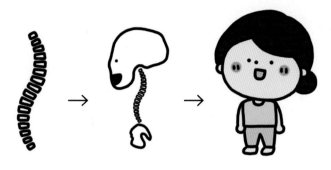

[**우리 몸의 구조**]

우리 몸의 근육과 관절은 '이상적인 바른 자세'를 유지할 때 최적의 힘과 움직임을 이끌어내요. 그러나 오랜 시간 동안 한 자세만을 유지한다면 해당 부위의 관절이 뻣뻣해져서 움직일 때 '아, 불편하다' 하고 느끼게 되죠. 휴일에 늦잠을 자는데 허리가 아파 깬 적이 있지 않나요? 영화관에서 2시간이 넘는 영화를 보다가 일어났을 때 무릎과 허리가 뻐근해 '웃차'하며 일어난 적은요? 평소 허리나 무릎에 특별한 이상이 없던 사람들조차도 이런 일들을 겪고 있습니다. 바로 '한 자세로 너무 오래 있었기 때문에' 말이죠.

그럼 이런 생각이 들지도 모르겠어요. '한 자세를 오래 유지하면 안 좋으니 계속 움직이라는 건가?'하고 말이죠. 꼭 그런 것만은 아니에요. 우리가 깨달아야 할 것은 한 자세를 오래 취하려면 몸이 편한 자세를 찾게 될 테고, 편한 자세라 하면 한쪽으로 기운다거나 짝다리를 짚는 등 몸의 균형을 깨뜨리는 자세임이 분명하다는 사실입니다. 이 습관이 누적된다면 매일 쓰이는 관절과 근육은 과도하게 사용되고, 그렇지 못한 쪽은 약해져 문제가 발생하게 됩니다. 그리고 이때 뇌에서도 오류가 발생합니다. 몸이 편하고자 취한 나쁜 자세가 마치 본래의 자세였던 것처럼 뇌가 기억을 조작하는 거예요. 급기야 바른 자세를 하면 몸이 불편해지는 지경에 이르게 됩니다. 긴장하고 과열된 근육들은 자세를 더 나쁜 방향으로 유도하고, 서서히 통증을 만들기 시작합니다. 잘 사용하지 않아서 약해진 관절이나 근육을 대신하여 많이 사용된 곳들이 과도한 긴장으로 인해 뭉치는 거예요. 뻐근하거나 어딘가 모르게 불편한 느낌으로 몸에서 신호를 주곤 합니다.

이렇듯 몸을 바로 세우는 데 도움을 주는 관절과 근육 등이 약해지기 시작하면 당연하게도 바른 자세를 유지하는 것이 점점 더 어려워집니다. 몸이 구부정해지고 이 자세가 지속되면서 통증이 나타나는 악순환 사이클이 완성되죠. 가장 먼저 악순환의 고리를 끊어야 합니다. 이때 필요한 건 급한 마음에 시작하는 거창한 운동이 아닌 '꾸준히 지속할 수 있는 움직임'입니다.

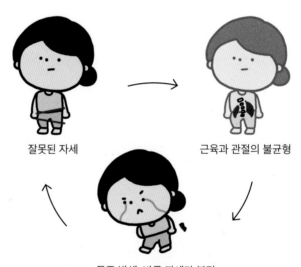

잘못된 자세   근육과 관절의 불균형

통증 발생, 바른 자세가 불편

우리가 운동하는 이유는 타인에게 보여주기 위해서가 아닙니다. 오늘 하루를 통증 없이 활력 있게 살아내기 위함이에요. 그러려면 평소 자신의 자세를 꼼꼼히 살피는 것이 선행되어야 합니다. 일상생활에서 취하는 자세를 통해 내 몸의 어떤 부분에 문제가 있는지 체크하고, 그다음 이를 개선할 수 있는 운동으로 이상적인 바른 자세를 되찾아 보세요.

자세가 무너지는 순간
통증이 생긴다!

대부분 통증은 나를 괴롭게 하니 나쁘다고 생각합니다. 아픈 건 나쁜 거니까요. 하지만 이 말은 반은 맞고 반은 틀렸어요. 통증은 몸을 지키기 위한 일종의 SOS 신호이기도 하거든요. 내 몸이 잘못되고 있으니 당장 보살피라고 비명을 지르며 몸의 주인에게 온힘을 다해 알려주는 거예요. 이때 이를 눈치채지 못하면 통증을 악화시킬 것이고, 빠르게 눈치챈다면 더 아파지기 전에 막을 수 있습니다.

당장의 부상으로 생긴 통증이 아닌, 일상에서 수시로 툭툭 튀어나와 나를 괴롭게 하는 통증은 약도 잘 들지 않아요. 약은 순간적인 고통을 줄여줄 순 있어도 원인까지 없애진 못하거든요. 통증의 원인을 뿌리 뽑으려면 머릿속에 저장된 '나쁜 움직임을 좋은 움직임으로 바꾸는' 작업이 선행되어야 합니다. 그래야 더 이상 통증이 깊어지지 않고 바른 자세 속에 건강한 삶을 지속할 수 있습니다.

통증의 뿌리

일상의 통증은 대부분 '근육 불균형'에서 시작됩니다. 지금부터는 머릿속에 몸속 해부도를 상상하며 들어주세요.

우리 몸은 척추를 기준으로 뼈와 근육이 좌우대칭을 이루고 있습니다. 그리고 팔과 다리는 걷거나 뛸 때 교차해 움직일 수 있도록 나선선Spiral line(X자 연결)으로 연결되어 있어요. 몸의 후면에서 시작하여 전면을 감싸고 다시 후면으로 올라가서 끝나는, 즉 전체적으로 몸을 휘감은 형태이지요. 바로 이런 구조 덕분에 우리 몸은 바로 설 수 있고, 일상의 다양한 움직임이 가능해지는 겁니다. 그런데 근육 불균형이라니, 왜 이런 일이 일어나는 걸까요? 말 그대로 인체의 이상적인 좌우대칭과 나선선의 균형이 와장창 깨져버렸기 때문입니다.

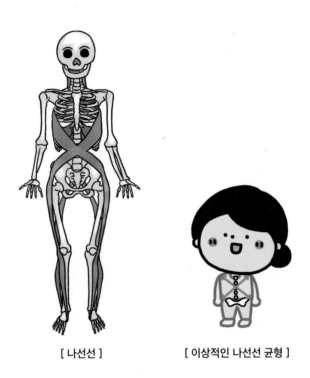

[나선선]   [이상적인 나선선 균형]

우리 몸은 신체 한곳에 문제가 발생했을 때 다른 부위가 나서서 그 역할을 대신하려는 경향이 있습니다. 이것을 '보상작용'이라고 부르는데요. 어느 한 근육이 약해지면 주변 근육이 그 역할을 대신 담당하고, 어느 한 관절이 약해지면 다른 관절의 움직임을 더 크게 만들어 보완하는 식으로 움직임의 공백이 생기지 않게 채워주려는 거예요. 어떻게 보면 신체 각 부분이 유기적으로 서로 도우면서 사이좋게 잘 지내는 것처럼 느껴지지만, 사실 이 과정이 반복되면 정렬이 무너질 수밖에 없습니다. 각 신체 구성요소가 제 역할을 못하고 있고 다른 장기가 이를 보완하려고 애쓰고 있으니 결국 탈이 날 수밖에요.

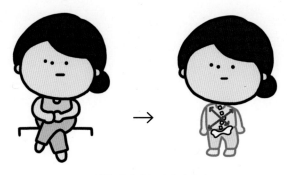

- 양쪽 골반의 높이가 달라짐.
- 다리 모양, 길이가 달라짐.
- 무릎 및 허리 통증이 발생함.
- 척추측만증이 발병함.

[보상작용 예시_다리 꼬는 자세가 불러오는 문제]

뇌를 바꾸면 자세가 바뀐다

관절과 근육에는 외부의 다양한 감각과 내 신체의 위치를 지속적으로 알려주는 신경이 골고루 분포되어 있어요. 이 신경을 통해 우리는 '뜨겁다', '차갑다', '압박이 가해진다', '근육을 더 늘리면 다칠 것 같다', '너무 무겁다' 등 현재 느끼는 감각을 뇌로 계속 전달해 몸을 보호하거나 다양한 움직임을 실행할 수 있도록 유도해요. 그런데 잘못된 자세 때문에 관절과 근육의 위치가 조금씩 변하면 감각을 뇌로 전달하는 신호체계에도 문제가 생깁니다.

앞서 언급했듯이 잘못된 자세를 오랜 시간 유지하면 뇌는 그 자세를 원래의 자세로 인식해요. 즉 바른 자세가 불편하게 느껴지도록 뇌를 세팅한다는 거예요. 그렇게 되면 뇌에 입력된 '내 몸 지도Map'가 뒤엉켜 버려요. 예를 들어 지도에 바른 자세가 입력되어 있다면 내가 잘못된 자세를 했을 때 불편하다는 신호를 뇌로 보내요. '다리를 꼬니까 한쪽 골반이 압박되고 있어!'라든지 '스마트폰 보느라 목을 너무 앞으로 빼니까 무거워서 지탱할 수가 없어!'라고 말이죠. 그러면 우리는 신호를 따라 자연스럽게 몸을 바로 움직일 수 있어요. 하지만 오랜 시간 잘못된 자세로 인해 지도가 엉켜버렸다면 어떻게 될까요? 자세를 비뚤게 하고 있어도 이것이 잘못된 자세임을 알지 못하고 아무런 신호도 보내지 않겠죠. 오히려 바른 자세가 불편하다고 느껴지게 됨은 당연하고요.

이미 잘못된 자세로 몸이 망가지고 있다고요? 뇌부터 올바른 체계로 돌려놓으세요. 뇌와 신경은 사용하는 사람의 의지에 따라 변화하도록 체계화되어 있습니다. 책에서 알려주는 동작을 통해 바른 자세를 오래 유지할 수 있도록 움직이세요. 이런 개선의 노력을 통해 뇌에 바른 자세를 입력해야 비로소 자세가 변한다는 사실을 잊지 마시길 바랍니다.

하루 10분,
자세 회복에 필요한 시간입니다!

그간 나쁜 자세를 유지하느라 과도하게 긴장된 엉뚱한 근육들을 이완하고, 그로 인해 망가지고 약해진 부위를 강화해야 해요. 이 과정을 반복하여 뇌에 올바른 자세 신호를 입력해야 합니다. 생각만 해도 지치나요? '단번에 바꾸고 끝냈으면 좋겠는데, 언제 좋아진담?' 하며 고민되시죠? 처음부터 어려운 미션을 실행하려고 하면 누구나 지치고 버겁기 마련입니다. 그래서 저는 이렇게 제안하려고 해요.

"자세요정과 매일 딱 10분만 함께 해요!"

하루 10분만 내 몸에 투자하면 놀라운 변화가 생깁니다. 제 수강생들과 채널 구독자분들께서 직접 경험한 것을 토대로 말씀드리는 거예요. 기상 후, 자기 전, 드라마를 보면서 등 짬나는 10분을 저와 함께 한다면 어쩌면 여러분의 인생까지도 바꿀 수 있을 만큼의 큰 효과를 안겨드릴 거라 확신합니다.

자세요정에게 10분만 투자하면?

**통증이
사라진다!**

- 몸의 뻐근함이 사라지고
- 굳은 관절과 근육의 움직임이 자유로워지고
- 몸이 가벼워진다.

**체형이
교정된다!**

- 틀어진 관절이 제자리를 찾아가고
- 몸의 깨진 균형이 제자리를 찾는다.

**자세가
올곧아진다!**

- 관절 주변 근육의 균형을 바로잡고
- 속근육(자세 유지근)이 강화되어 뼈대가 바로 서고
- 몸의 근육골격계가 정렬되어 바른 자세를
  오래 지속할 수 있고
- 대칭적이고 균형 잡힌 움직임이 가능해진다.

**사라졌던 라인이
드러난다!**

- 솟은 승모근이 가라앉고
- 구부정한 어깨가 직각 라인으로 바뀌고
- 처진 엉덩이가 올라가고
- 휜 다리가 일자로 펴지고
- 코어 강화로 탄력 있고 매끈한 허리 라인이 생긴다.

**만성피로가
사라진다!**

- 혈액순환이 원활해지고
- 호흡 기능의 강화로 만성피로가 사라진다.

자세 회복 4-STEP

몸을 바로 세우는 일은 마치 집을 다시 짓는 것과 같습니다. 땅을 다지고 약해진 뼈대를 다시 세우고 집 내외부를 보강하는 것처럼, 약해진 속근육을 강화하고 뻣뻣해진 움직임을 바로잡으며 무너진 자세를 머리에서부터 발끝까지 하나씩 세워나가야 하지요. 그러려면 다음과 같은 전략이 필요합니다.

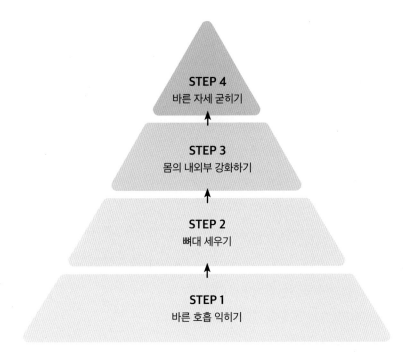

STEP1 바른 호흡 하기

숨을 쉬는 모든 활동을 '호흡한다'라고 말하죠. 우리 몸에는 이 호흡을 돕는, 말 그대로 숨을 잘 쉬게 도와주는 '호흡근육'이 있습니다. 이 호흡근육이 매우 중요한데, 그 이유는 몸속 가장 깊은 곳에서부터 우리 몸이 바로 설 수 있도록 지탱해주는 자세 유지근의 역할을 하기 때문이에요.

우리는 최근 코로나19, 미세먼지 등으로 인해 호흡이 불편해진 시대에 살고 있습니다. 갈수록 숨쉬기가 힘들어지고 있어요. 이렇게 호흡을 원활히 할 수 없는 현상이 반복되면 호흡근육은 과도하게 긴장하기 시작합니다. 호흡 패턴이 무너지는 거죠. 근육이 긴장해 뻣뻣해지면 자유로운 움직임이 제한되고, 이는 곧 몸속 깊은 곳에 존재하는 기둥이 약해짐을 의미합니다. 그럼 어떻게 해야 할까요? 가장 시급한 것은 호흡 패턴을 안정화시키는 일입니다. 그로 인해 무너졌던 몸속 기둥을 바로 세워야 합니다.

STEP 2 뼈대 세우기

호흡이 안정되었다면 다음으로 해야 할 일은 몸의 뼈대를 튼튼하게 세우는 것입니다. 튼튼한 집을 지으려면 골조, 즉 뼈대를 단단하게 세워야 하죠. 몸도 마찬가지입니다. 약해진 속근육을 강화해 틀어진 뼈대를 바로잡아야 합니다. 순서는 머리부터 어깨, 등, 허리, 골반, 다리 순으로 진행합니다.

이때 주의할 점은 먼저 내 몸 상태를 파악해야 한다는 것입니다. 대부분의 사람들은 잘못된 자세 때문에 특정 근육이 많이 긴장되어 있고 해당 관절이 뻣뻣하게 굳어 있습니다. 원래 관절의 길이보다 더 짧아졌거나 잦은 사용으로 인해 늘어난 곳도 있을 거예요. 우리는 잘못된 부위를 찾고 해당 부위에 적합한 스트레칭 동작으로 근육을 이완시켜 정상적인 길이로 회복시킬 겁니다. 그래야만 근육 불균형과 긴장으로 인해 발생하는 통증을 없앨 수 있으니까요.

STEP 3 몸의 내외부 강화하기

내부 기초공사가 끝났습니다. 바른 자세를 취하는 데 불편함이 없는 상태로 어느 정도 회복되셨을 거라 믿습니다. 다음은 강도를 조금 높일 차례죠. 과거의 나쁜 자세로 쉽게 돌아가지 않도록 근육을 강화하고 몸의 라인까지 함께 잡아봅시다. 그러면 더 쉽게 바른 자세를 유지할 수 있습니다.

보통 앉거나 서는 자세에서 틀어짐이 많이 발생하기 때문에 이때 많이 사용되는 근육부터 강화해 제대로 힘을 발휘할 수 있도록 레벨을 올려가며 운동을 진행하겠습니다. 제가 제시한 단계별 동작을 마스터해 나갈수록 자세가 올곧아지고 자신감까지 덤으로 챙기실 수 있을 거예요. 추가로 여러분이 가장 고민하는 부위의 라인을 잡는 하루 10분 핵심 솔루션도 함께 소개하려 합니다. 라인이 망가지고 무너지는 근본 원인을 해결하면 누구나 건강미 넘치는 멋진 라인을 가질 수 있습니다.

STEP 4 바른 자세 굳히기

모든 준비는 끝났습니다. 우리 몸이 최적의 기능을 할 수 있는, 더 이상 내 몸을 아프게 하지 않을 바른 자세를 연습해보고 일상생활에도 적용해 봅시다. 머릿속에 잘못 그려진 자세들을 다시 수정하고 자세를 하나하나 잡아가다 보면 오랫동안 건강하게 사용할 수 있는 몸이 만들어질 거예요.

체형 불균형 셀프 테스트

머리부터 발끝까지 간단한 동작으로 내 몸의 불균형을 발견하는 시간입니다. 체크리스트는 목, 어깨, 등, 허리, 골반, 다리, 손목, 발목 순서로 진행됩니다.

☐ **목** | 고개를 천천히 위아래로 움직일 때 어느 순간 불편함이 느껴진다.

☐ **목** | 고개를 천천히 좌우로 돌렸을 때 어느 순간 불편함이 느껴진다.

☐ **어깨** | 등 뒤에서 한 손은 어깨 뒤로, 한 손은 허리로 뻗어 맞잡을 수 있다. 반대로도 잡아보고 한쪽이라도 불가능하면 체크!

☐ **어깨** | 거울 앞에 섰을 때 양쪽 어깨의 높이가 다르다.

☐ **어깨** | 바닥에 등을 대고 누웠을 때 한쪽 등과 어깨 뒤쪽이 바닥에서 뜬다.

☐ **등** | 편한 자세로 서거나 앉아서 숨을 쉬었을 때 목이나 어깨에 힘이 들어간다.

☐ **등** | 양손을 교차해 갈비뼈를 감싸 안은 상태로 코로 숨을 깊게 마시고 뱉는다. 이때 갈비뼈의 움직임(팽창과 수축)이 잘 느껴지지 않는다.

☐ **허리** | 의자에 편한 자세로 앉았을 때 허리에 불편함이 느껴진다.

☐ **허리** | 바닥에 편한 자세로 앉았을 때 허리에 불편함이 느껴진다.

☐ **골반** | 바닥에 앉아 양쪽 발바닥을 마주 붙였을 때 양쪽 무릎이 바닥에서 많이 뜬다.

☐ **골반** | 바닥에 앉아 양쪽 발바닥을 마주 붙였을 때 양쪽 무릎의 높이가 다르다.

☐ **골반** | 바닥에 인어 공주 자세로 앉았을 때(양쪽 무릎을 한 방향으로 접은 상태) 골반과 허리를 일자로 세우기가 힘들다.

☐ **골반** | 바닥에 인어 공주 자세로 앉아(양쪽 무릎을 한 방향으로 접은 상태) 양쪽 무릎을 바닥에 붙이면 한쪽 골반이 바닥에서 많이 뜬다.

☐ **다리** | 바닥에 앉아 양쪽 다리를 앞으로 쭉 뻗었을 때 잘 펴지지 않고 허리가 구부정해진다.

☐ **다리** | 바닥에 앉아 양쪽 다리를 앞으로 쭉 뻗으면 다리 뒤쪽이 많이 당겨서 잘 펴지지 않는다.

☐ **다리** | 자다가 종종 다리에 쥐가 난다.

☐ **손목** | 주먹을 꽉 쥐면 손목이 아프다.

☐ **손목** | 살짝 주먹을 쥔 채로 손목을 위아래, 좌우로 둥글게 돌리면 어느 지점에서 손목이 아프다.

☐ **발목** | 바르게 섰을 때 발 안쪽 부분이 거의 바닥에 붙는다.

☐ **발목** | 한 발 서기로 30초 이상 버티는 것이 어렵다.

☑ **0~5개 해당**
와우~ 평소 자세가 바르시군요! 계속해서 바른 자세를 유지하기 위해 꾸준한 운동이 필요합니다.

☑ **6~12개 해당**
잘 오셨어요. 아직까지는 큰 불편함을 느끼지 못하셨겠지만 지금 상태로 지속하면 머지않아 통증이 찾아올 수 있어요. 더 악화되기 전에 본격적으로 자세 교정 운동을 시작하길 바랍니다.

☑ **13~17개 해당**
자세 교정이 시급합니다. 책 속 동작들을 매일 꾸준히 따라 하며 틀어진 몸을 바로 세우고 약해진 근육과 굳은 관절을 정상으로 되돌리는 훈련을 하셔야 합니다.

☑ **18~20개 해당**
아이고~ 괜찮으신가요? 손쓸 수 없을 만큼 악화되기 전 병원에 가서 몸 상태를 체크해보길 바랍니다. 전문 의료진의 적절한 처방 이후 이 책 속 동작과 영상을 참고하여 매일 내 몸을 바로 세우는 연습을 하시길 강력 추천해요. 자세 교정은 선택이 아닌 필수라는 점을 기억하세요.

숨쉬기도 운동이 될까?
호흡의 기술

'나는 숨쉬기 운동만 해!' 운동을 하지 않는 사람들이 농담 삼아 하는 이야기인데요. 우리가 의식하고 실행하는 운동과 달리 호흡은 누구나 무의식적으로 하는 활동이기 때문에 가장 쉬운 운동이라고 생각합니다. 하지만 대다수에게 호흡을 제대로 해보라고 하면 그 어떤 운동보다 어렵다는 것을 깨닫고 깜짝 놀라시곤 합니다.

호흡은 우리 몸에 산소를 공급하고 이산화탄소를 배출할 뿐 아니라 혈액순환을 원활하게 하고 스트레스를 줄여줍니다. 즉 호흡을 잘한다는 건 우리 몸의 순환을 활발히 하고 노폐물을 원활하게 배출시키며 나쁜 감정까지도 조절한다는 것을 뜻합니다. 더불어 바른 자세를 유지하는 데도 매우 중요한 역할을 해요. 여기서 궁금해지죠? 호흡과 자세, 무슨 사연이 있기에 서로에게 도움이 된다는 걸까요?

호흡도 배워야 잘한다

호흡을 담당하는 근육은 '횡격막'으로 몸통의 위쪽인 흉부와 아래쪽인 복부를 나누는 경계에 위치하고 있습니다. 우리 몸 중앙에 우산처럼 넓게 펼쳐져 있죠. 숨을 들이마실 때는 해먹처럼 아래로 내려가고, 내쉴 때는 위로 올라가는 식으로 수축과 이완을 반복합니다. 횡격막은 호흡뿐 아니라 몸의 중심을 단단하게 잡아주는 코어 근육 중 하나이기도 해요. 그래서 횡격막의 기능이 약해지면 코어 기능에도 문제가 생기고 그 영향으로 자세 변형이 일어납니다.

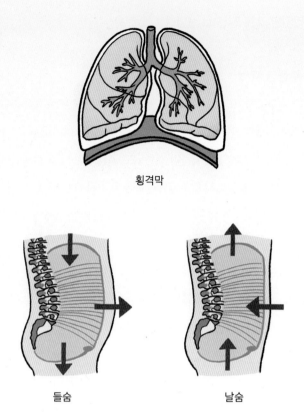

횡격막

들숨   날숨

먼저, 어깨를 둥글게 말고 몸을 구부정하게 만든 뒤 천천히 호흡해 보세요. 생각보다 숨이 깊게 들어가지 않을 거예요. 목과 어깨 주변에도 힘이 들어가 숨을 마시고 내뱉는 것이 불편하다고 느낄 겁니다. 그렇다면 이번에는 허리를 곧게 세우고 가슴을 활짝 연 상태에서 숨을 깊게 들이마셔 보세요. 코를 통해 깊게 내려간 호흡이 몸속 깊이 전달되어 내부를 순환하는 것이 느껴질 거예요. 이렇듯 간단한 테스트만 해봐도 호흡과 자세는 꽤 연관이 있다는 것을 짐작할 수 있습니다.

바른 자세는 호흡이 원활히 되도록 도와줍니다. 반대로 바른 호흡이 올바른 자세를 이끌어 내기도 하죠. 호흡을 잘하면 자세가 바르게 세워지고, 자세가 바르면 호흡이 안정됩니다. 즉 바른 자세를 위해 가장 먼저 선행되어야 할 활동이 바로 호흡인 것이죠. 앞서 얘기했듯이 현대인의 대부분은 호흡 패턴이 무너져 있습니다. 원인은 너무나도 많지만 크게 2가지로 설명할 수 있어요.

원인1 구부정한 자세 → 호흡을 방해

자세가 너무 구부정하거나 가슴을 너무 앞으로 숙인 경우 또는 척추측만증 같이 척추가 한쪽으로 기울어진 경우에는 갈비뼈와 횡격막의 위치가 달라져 호흡이 어려워집니다. 그러면 갈비뼈의 움직임이 제한되고 가슴 주변 근육들의 긴장도가 올라가면서 호흡 패턴도 일정하지 않게 되죠. 이상적인 자세는 옆에서 봤을 때 복부와 가슴이 수직선상에 있어야 합니다. 그래야 깊고 균형 있는 호흡이 가능해요.

원인2 스트레스와 긴장 → 짧은 호흡을 유도

화가 났을 때의 모습을 떠올려 볼까요? 몸통으로 깊게 호흡하는 게 아니라 목과 어깨로 빠르고 얕게 숨 쉬는 걸 알 수 있어요. 이처럼 일상에서 화가 나거나 스트레스를 많이 받는 등 긴장하는 순간이 많아지면 몸의 교감신경이 흥분하면서 차분한 호흡이 아니라 어깨와 목을 위로 들어 올렸다가 내리는 짧은 호흡을 하게 됩니다. 이것이 지속되면 만성적인 목 통증과 어깨 통증에 시달릴 수밖에 없어요.

간과하기 쉽지만 바른 자세를 유지하고 수시로 콕콕 나를 괴롭히는 통증을 개선하려면 무엇보다도 중요한 것이 '호흡'입니다. 지금부터 4가지 호흡 방법을 알려드릴게요. 하나하나 따라 하다 보면 자기도 모르는 사이 바른 호흡법이 몸에 스며들 거예요. 자, 그전에 나는 그동안 어떻게 호흡하고 있었는지 자신의 호흡 상태를 먼저 체크해 볼까요?

나는 어떻게 숨 쉬고 있을까?

바닥에 편안하게 앉아 자연스럽게 숨을 쉬어 보세요. 자신이 어떤 호흡을 하는지 관찰하면서 아래의 항목에 답해 보세요.

1 숨을 코로 쉬나요? 아니면 입으로 쉬나요?

2 숨을 쉴 때 어깨가 위로 올라갔다 내려가나요?

3 숨을 쉴 때 목에 긴장이 많이 되나요?

4 편안하게 숨을 쉴 때 가슴이나 복부가 잘 움직이나요?

이상적인 호흡은 마치 풍선에 바람이 들어갔다 빠지듯 몸 전체가 고루 부풀었다가 줄어드는 모습이어야 합니다. 이 움직임은 크지 않고 매우 자연스럽게 이루어져야 해요. 자신이 인지하지 못할 정도로 말이죠. 호흡은 무의식적으로 일어나기 때문입니다. 그리고 호흡은 되도록 코로 하는 것이 좋습니다. 코에는 병균과 이물질을 걸러주고 건조함을 막는 점액이 있기 때문입니다. 이 점에 유의하며 올바른 호흡법을 익혀봅시다.

스트레스를 안정시키는
3D 호흡

호흡을 얕고 짧게 하면 몸속의 산소 공급이 원활해지지 않아 피로가 생깁니다. 혈액순환 저하의 원인이 되기도 하지요. 지금부터는 깊고 천천히 호흡하는 법을 배워볼게요. 깊은 호흡은 명상할 때와 같은 효과를 낼 수 있어요. 부교감신경을 활성화시켜 스트레스를 줄여주고 몸과 마음까지 편안한 상태로 만듭니다. 피로 회복에도 효과적이고요.

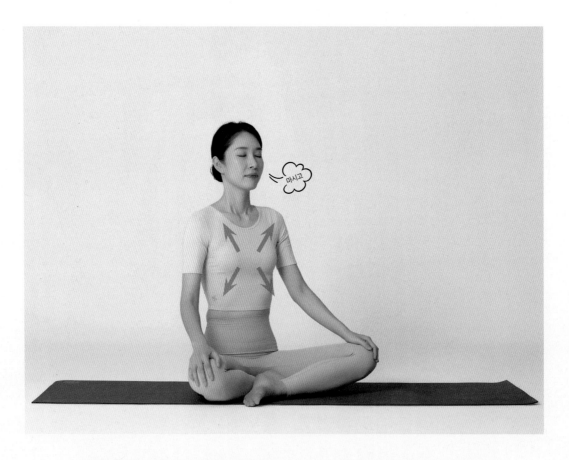

1 바닥에 편안하게 앉아 갈비뼈와 복부가 수직선상에 오도록 등과 허리를 쭉 펍니다. 키가 커지는 듯한 느낌으로 상체를 세우면 쉬워요. 세 번에 나눠 코로 숨을 천천히 들이마셔요. 몸통을 하나의 풍선이라 생각하고, 풍선에 공기를 천천히 채우는 느낌으로 숨을 마셔요.

허리가 불편해 앉는 자세를 오래 유지하기가 어렵다면 천장을 보고 누운 상태에서 호흡해 보세요.

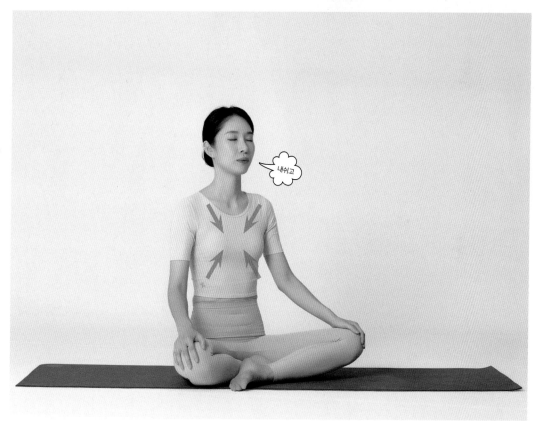

2 세 번에 나눠 입으로 숨을 천천히 내쉽니다. 풍선에 바람이 모두 빠지는 모습을 상상하면서 깊게 내뱉어야 해요. 총 8회 반복합니다.

경직된 어깨를 푸는
팔걸이의자 호흡

호흡할 때 목과 어깨에 힘이 많이 들어가나요? 그렇다면 몸통 전체로 호흡하는 게 아니라 몸 위쪽, 즉 어깨로 호흡한다는 증거입니다. 평소 스트레스를 많이 받는 사람들에게 나타나는 호흡법이죠. 상체의 긴장을 억제할 방법이 필요합니다. 호흡 패턴을 위에서 아래로 내린다고 생각하며 따라해 보세요.

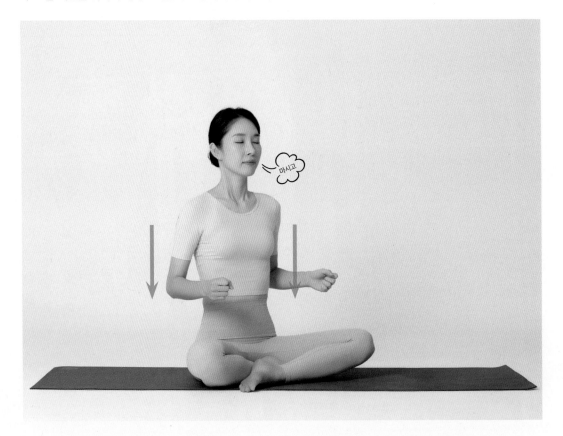

Ready 팔걸이가 있는 의자에 앉아 있는 것처럼 바닥에 앉아 양쪽 팔꿈치를 구부려요. 실제로 팔걸이가 있는 의자에 앉아서 진행해도 좋아요.

1 양쪽 팔꿈치로 팔걸이를 부드럽게 누르듯 어깨를 아래로 내립니다. 어깨가 위로 올라가는, 즉 으쓱하려는 힘을 아래쪽으로 끌어내리는 거예요.
TIP 등과 겨드랑이 주변의 힘으로 어깨를 고정해요.

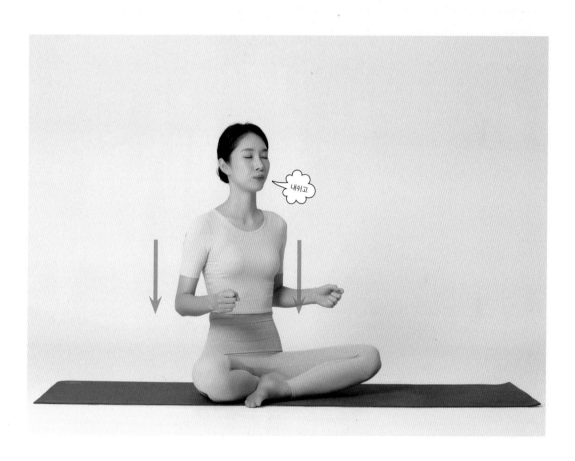

2 그 상태에서 3D 호흡을 천천히 진행합니다. 세 번에 나눠 코로 숨을 천천히 들이마셨다가 세 번에 나눠 입으로 숨을 내쉬어요. 총 8회 반복합니다.

목, 어깨, 등이 가벼워지는
펭귄 호흡

평소 몸통으로 충분한 호흡을 하지 못했다면 목과 어깨 주변 근육이 호흡을 대신하면서 많이 긴장되어 있을 거예요. 이 근육을 이완시키지 않으면 점차 뻣뻣하게 굳어 자세까지 삐뚤어질 겁니다. 깊은 호흡과 함께 목과 어깨 주변 근육을 스트레칭해 보세요. 어깨를 으쓱하며 고개를 좌우로 움직이다 보면 긴장한 근육이 스르륵 풀릴 거예요.

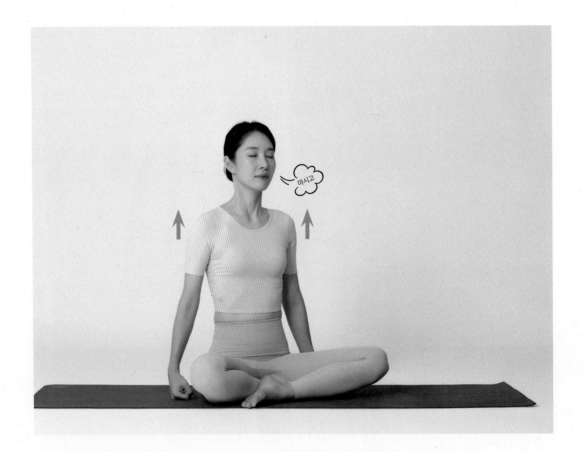

Ready 바닥에 편안하게 앉아 양팔을 아래로 쭉 뻗은 후 주먹을 바닥에 댑니다.

1 코로 천천히 숨을 들이마시며 양쪽 어깨가 귀와 가까워지도록 으쓱 당기듯이 들어 올려요. 이때 주먹이 바닥에서 떨어지지 않도록 고정합니다.

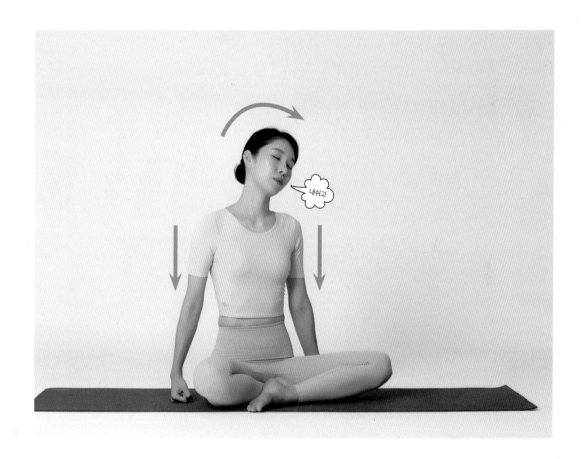

2 입으로 천천히 숨을 내쉬면서 양쪽 어깨를 바닥으로 쭉 끌어내리고 동시에 고개를 왼쪽으로 기울여요. 동작 내내 주먹이 바닥을 누른다는 느낌으로 진행합니다.

3 1~2번 동작을 반복하되 이번에는 고개를 오른쪽으로 기울여요. 좌우 번갈아 가며 총 8회 반복합니다.

10대 허리로 되돌려주는
횡격막 호흡

횡격막의 약화는 코어의 약화로 이어져 결국 허리 통증까지 유발합니다. 또 횡격막은 요추와도 연결되어 있기 때문에 허리디스크 질환을 앓거나 원인 불명의 허리 통증이 있는 환자의 70%는 호흡 기능에 문제가 있다고 진단해요. 이것이 횡격막을 튼튼하게 단련해야 하는 이유입니다. 횡격막은 숨을 들이마실 때 아래로 내려가고 내쉴 때 올라가는 식으로 수축과 이완을 반복합니다. 이 모습을 상상하면서 호흡을 통해 횡격막의 기능을 되살려 보세요.

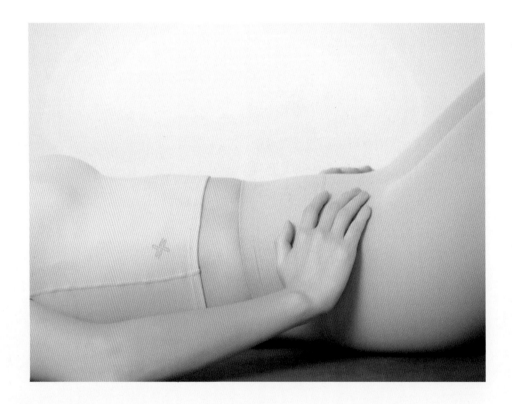

Ready 바닥에 등을 대고 누운 뒤 양손은 골반 위에 올려둡니다. 어깨가 위로 올라가지 않도록 의식하며 다음 동작을 진행해요.

1 코로 천천히 숨을 들이마시며 양손의 힘으로 아랫배를 살짝 눌러요. 이때 이를 저항하듯이 양쪽 옆 구리에도 단단하게 힘을 주세요.

손의 힘을 이겨내면서 굳어 있던 횡격막의 수축과 이완 작용이 원활해지고, 숨을 멈추는 시간을 통해 횡격막을 더욱 강화할 수 있어요.

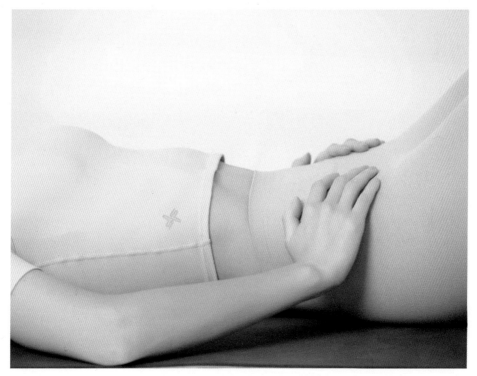

2 숨을 끝까지 들이마신 그 순간 5~10초간 숨을 멈춘 뒤 버팁니다. 횡격막이 하체 쪽으로 내려간다는 느낌을 상상하면서 버텨요.

3 횡격막이 다시 제자리로 돌아간다는 느낌을 상상하면서 입으로 길게 숨을 내쉽니다. 총 8회 반복합니다.

JSYJ

체형 불균형
바로잡는 자세 BIG 7

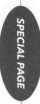

자세 회복 운동을
시작하기 전에

다양한 동작을 무조건 많이 하는 건 자세 회복 운동과는 거리가 멀어요. 우리의 목적은 바른 움직임을 되찾는 것이므로 호흡과 동작, 강도 등에서 주의해야 할 사항이 있답니다.

호흡

운동은 호흡과 함께해야 효과를 높일 수 있어요. 단, 폐활량이 적거나 갑자기 호흡을 많이 할 경우 조금 어지러울 수 있습니다. 혈액 속의 이산화탄소 농도가 떨어지면서 나타나는 현상이에요. 이럴 때는 잠시 운동을 멈추고 숨을 고른 뒤에 동작을 이어가시면 됩니다.

동작

아무리 좋은 운동이라 해도 동작이 익숙하지 않거나 내 몸이 감당할 수 없는 유연성을 요한다면 통증이나 불편감이 나타날 수 있어요. 이럴 때는 우선 해당 동작을 중지한 후 가능한 동작부터 진행하는 것이 좋습니다.

강도

최대한의 효과를 낼 수 있는 이상적인 자세와 횟수가 있지만, 처음에는 내 몸에 맞춰 조절하는 게 좋아요. 스트레칭을 할 경우 처음에는 부담이 되지 않는 정도로 움직여 보고 괜찮다는 느낌이 들면 횟수를 반복하면서 조금씩 스트레칭의 범위를 늘려야 합니다. 강화 운동의 경우 권장 횟수가 8회 2세트라 하더라도 자신의 근력이

4회 정도만 할 수 있는 상태라면 오늘은 4회, 그다음 날 6회, 그다음 날 8회를 하는
식으로 점차 늘려가야 안전하고 효과적으로 운동할 수 있답니다.

운동 전 준비

운동을 시작하기 전에 근육이 많이 긴장해 있으면 효율이 떨어질 수 있어요. 이럴
때는 잠시 눈을 감고 심호흡을 하면 경직된 몸과 마음이 풀어집니다. 그럼에도 긴
장이 풀리지 않는다면 손으로 몸 전신을 가볍고 빠르게 구석구석 쓸어주세요. 가벼
운 촉각을 이용해 긴장된 몸을 풀어주면 워밍업 효과를 낼 수 있습니다.

01

목 바로 세우기

BIG 7 LIST

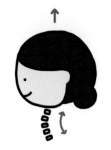

하루 중 우리가 고개를 뒤로 젖히는 시간은 얼마나 될까요? 요즘엔 컴퓨터 앞에 앉아 고개를 숙인 채 일하거나 공부하고 또는 스마트폰을 보면서 오랜 시간 목을 쭉 빼고 있는 사람들이 많아요.

성인의 머리 무게는 5kg 정도로 볼링공과 비슷해요. 이 무거운 무게는 목뼈의 C자 커브를 통해 골고루 분산되는데, 머리가 아래로 숙여지거나 1cm씩 앞으로 나올 때마다 중력으로 인해 2~3kg의 하중이 목뼈에 더해집니다. 상상해 보세요. 무거운 볼링공을 온종일 들고 다녀야 한다면? 게다가 몸통에서 가장 멀리 띄워 들고 다녀야 한다면 몸에 엄청난 무리가 가겠죠? 목이 앞으로 계속 이동하면 목 근육이 이 무게를 버티지 못해 어깨와 등 근육까지 머리 무게를 잡고 버텨야 하기 때문에 목뿐만 아니라 어깨 주변까지 통증이 생기게 됩니다. 이처럼 목과 어깨, 등 근육이 계속 긴장하면 머리로 가는 혈액과 산소 공급이 줄어들어 머리가 늘 띵하고 피곤하며 눈까지 침침해져요. 일이나 공부에 집중하기가 어려워지죠. 더 심해지면 목 관절 사이사이가 뻣뻣해지고 좁아지면서 목뼈 사이의 신경이 눌려 목디스크가 생기며 팔 저림, 수면장애까지 발생합니다.

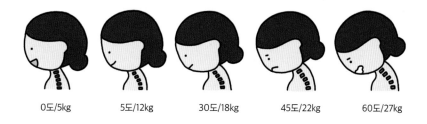

| 0도/5kg | 5도/12kg | 30도/18kg | 45도/22kg | 60도/27kg |

[잘못된 습관이 누적되면 나타나는 목의 변형 과정]

만약 이런 상태에서 고개를 뒤로 젖히면 어떻게 될까요? 건강한 목은 마치 낚싯대가 큰 호를 그리며 움직이듯 머리와 함께 목뼈 7개가 하나씩 힘을 맞춰 균형 있게 움직이지만, 건강하지 않은 목은 뻣뻣하게 젖혀지거나 목뼈의 특정 부분만 과도하게 움직여져 목 뒤쪽에 찌릿한 통증이 나타날 수 있어요. 이를 예방하려면 목뼈 7개가 순서대로 잘 움직이도록 연습해야 합니다. 그래야 질환을 예방하고 통증을 개선할 수 있습니다.

목의 커브가 돌아오면
몸의 정렬이 맞춰진다

우리 몸은 신기할 정도로 좌우 균형이 완벽하게 이루어져 있어요. 하지만 나이가 들면서 잘못된 자세와 움직임으로 균형이 깨지기 시작해요. 자동차 바퀴가 틀어지면 차체가 흔들리고 한쪽으로 쏠려 고장 나기 쉽듯 몸의 정렬 상태가 삐뚤어지면 근육과 인대가 틀어지고 관절이 어긋나면서 통증이 나타나게 되죠.

귀와 어깨라인이 일직선상에 있고 머리를 받쳐주는 목과 등의 근육이 균형을 유지해야 하는데, 구부정한 자세로 인해 머리가 앞으로 튀어나오면 머리의 하중 때문에 목과 등의 근육이 긴장하게 됩니다. 결국 근육들의 전후좌우 균형이 깨져 통증이 발생하죠. 이것이 목의 커브가 정상적으로 돌아와야 하는 이유입니다. 목이 제자리를 지킬 때 척추까지 이어지는 몸의 정렬이 맞춰집니다.

거북 목과 일자 목의 정체

사실 목뼈는 그렇게 단단하지 않아요. 척추뼈 중 가장 작고 움직임(가동성)이 큰 관절이며, 7개의 뼈가 볼록한 C자 커브를 이루고 있죠. 목뼈를 가장 깊은 곳에서 지지하는 심부 근육, 즉 '목의 코어'라 불리는 근육들은 목뼈 앞뒤에서 지렛대처럼 잡아주는 역할을 해요. 그런데 목의 변형으로 정렬이 무너지면 심부 근육이 약해져 목뼈를 잡지 못하게 되고, 대신 목 주변의 어깨와 등 근육이 목뼈를 지지하느라 계속 긴장해 피로해집니다. 그렇다면 목에 어떤 문제가 발생할 때 거북 목과 일자 목이 되는 걸까요?

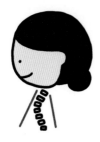
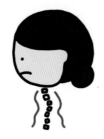

[목의 심부 근육들로 안정적인 목뼈]　　　[심부 근육이 약해져 불균형이 발생한 목뼈]

• 일자 목 Straight Neck

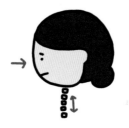

장시간 고개 숙인 자세로 목의 C자 커브가 거의 사라지면서 목뼈가 일자로 된 상태입니다. '밀리터리 넥'이라고 불릴 정도로 턱이 몸 쪽으로 당겨져 시선이 살짝 아래로 향해 있어요. 일자 등을 가진 경우 일자 목 증상이 함께 나타나기도 합니다. 겉으로 볼 땐 목이 꼿꼿하게 세워져 있어 좋은 자세처럼 보일 수 있어요. 거북 목처럼 머리가 몸보다 앞으로 많이 나오진 않았지만, 탄력 있게 머리 무게를 분산해 주어야 하는 C자 커브가 소실되었기 때문에 목 뒤쪽이 뻐근하고 통증이 느껴집니다.

• 거북 목 Forward Head

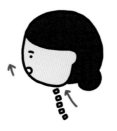

오랜 시간 동안 컴퓨터 작업이나 스마트폰을 하면 머리가 점점 앞으로 나오면서 고개가 숙여져요. 그러면 목의 C자 커브가 점점 사라지게 됩니다. 이때 시야를 확보하기 위해 턱을 살짝 들면 몸보다 머리가 앞으로 나간 모습이 되는데, 이 상태가 '거북 목'이에요. 거북 목이 되면 목 앞쪽을 잡아주는 목의 코어 근육인 심부굴곡근이 매우 약해지고, 턱이 들리면서 뒤통수 바로 아래에 위치한 특정 관절의 압박이 심해집니다. 거북 목이 계속 진행될 경우 머리가 앞으로 나간 만큼 등이 뒤로 이동하는 굽은 등이 함께 나타날 수 있어요.

• 일자 목과 거북 목이 동반된 상태

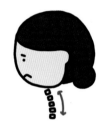

이 두 개의 증상이 함께 나타나는 경우도 있습니다. 목의 커브가 없고 머리도 어깨보다 앞으로 나가 있는 모습이지요. 한마디로 거북 목에서 머리가 앞으로 나가다 일자로 굳어진 상태입니다. 이런 경우 목뿐만 아니라 어깨 주변의 통증도 심해지는데, 이 증상을 방치하면 목의 커브가 오히려 역 C자형으로 바뀌면서 목디스크가 생길 확률이 높아집니다. 따라서 날개뼈 사이에 이상감각이 느껴지거나 팔 저림 증상이 나타난다면 꼭 병원을 방문해야 합니다. 심해지면 목 뒤쪽 부분이 볼록하게 튀어나오는 변형, 즉 버섯증후군이 생길 수도 있어요.

나의 목은 건강할까?

☐ 평소 목과 어깨가 뻐근하고 통증이 있다.

☐ 두통이 있고 눈이 침침하다.

☐ 머리가 늘 띵하고, 집중력이 눈에 띄게 떨어진다.

☐ 목을 젖히거나 돌리고 숙일 때 불편감이 느껴진다.

☐ 고개를 숙이고 공부하거나 작업하는 시간이 길다.

☐ 옆모습을 찍었을 때 목이 기울고 구부정하다.

☐ 컴퓨터를 하루 6시간 이상 사용한다.

☐ 어떤 베개를 사용해도 편하지 않다.

☑ 8개 중 4개 이상 해당된다면 당신은 거북 목이나 일자 목일 가능성이 높습니다.
   p.60의 동작부터 순차적으로 진행하세요.

목 운동을 위한 TIP!

• 강도와 속도

목뼈는 척추뼈 중에서 가장 작은 뼈로 가동 범위가 큰 만큼 불안정하기 때문에 작은 심부 근육들이 목을 사방으로 지탱해주고 있습니다. 따라서 지금부터 진행할 목 스트레칭과 강화 운동은 움직임이 크지 않습니다. 오히려 큰 동작을 하거나 급하게 움직이면 부상의 위험이 있어요. 규칙적이고 부드러운 속도로 움직이는 것만으로도 충분히 효과를 볼 수 있습니다. 빠른 속도로 격렬하게 운동하면 통증을 얻고 관절이 삐걱거릴 수 있으니 주의하세요.

운동 순서는 피로가 높아진 큰 근육을 먼저 풀고, 목뼈의 바른 움직임을 만들면서 속근육을 안정화하는 순서로 진행됩니다. 목을 움직일 때는 순서가 매우 중요해요. 순서대로 진행하는 규칙적인 움직임이 목의 심부 근육을 활성화하기 때문입니다. 예를 들어 고개를 젖히는 동작을 할 때는 머리와 가까운 1번 뼈부터 움직여 1 → 2 → 3 → 4 → 5 → 6 → 7번 목뼈 순으로 젖혀야 합니다. 돌아올 때는 반대로 7 → 6 → 5 → 4 → 3 → 2 → 1번 목뼈 순으로 움직여야 합니다. 옆으로 기울이거나 고개를 돌릴 때도 마찬가지예요. 이렇게 순서대로 움직일 때 목의 심부 코어근육이 가장 활성화됩니다.

거북 목 교정 시 중요 포인트

'머리가 앞으로 많이 나왔으니 머리(턱)만 뒤로 당기면 되지 않을까?'라고 생각할 수 있어요. 또 거북 목 교정 운동을 인터넷에서 찾으면 '턱 당기기 운동'이 가장 많이 보이죠 하지만 이런 턱 당기기 운동을 잘못할 경우 오히려 목이 과하게 뒤로 당겨지면서 일자 목을 만들 수 있습니다.

사실 거북 목의 문제는 머리의 위치뿐만이 아니에요. 머리가 앞으로 나간 만큼 등 뼈의 일부가 구부정해지거나 굳어 있을 가능성이 높기 때문에 등을 열어주는 동작도 함께 진행해야 합니다. 이다음 챕터에서 안내하는 등 운동도 꼭 함께 진행하세요. 등을 바로 세우지 않고 목만 운동한다는 건 빙산의 일각만 보고 운동하는 방법이라는 것을 기억하세요.

일자목 교정 시 중요 포인트

전형적으로 일자 목은 바른 자세를 유지하기 위해 억지로 턱을 당기거나 등을 과하게 펴려는 습관 때문에 발생합니다. 따라서 먼저 뻣뻣해진 목 주변의 대표 근육들을 풀어 움직임을 원활하게 만들고, 목의 커브가 사라진 만큼 자연스러운 커브를 살릴 수 있는 운동을 진행할 거예요. 특히 목 커브 살리기 운동은 앉은 자세, 엎드린 자세 등으로 중력에 다양하게 대항해 목을 움직이는 방법으로 운동 효과를 높일 겁니다. 일자 목은 주로 일자 등 증상을 동반하므로 이후 등 챕터에서 안내하는 등 운동도 꼭 함께 진행해 전체적으로 뻣뻣해진 척추를 살려주는 것이 가장 중요해요.

앉아서 손으로 목 근육 끌어올리기

난이도
★★

횟수
4회 × 3세트

목 뒤쪽 코어 근육 강화 및 목(경추)의 가동범위를 넓힐 수 있습니다.

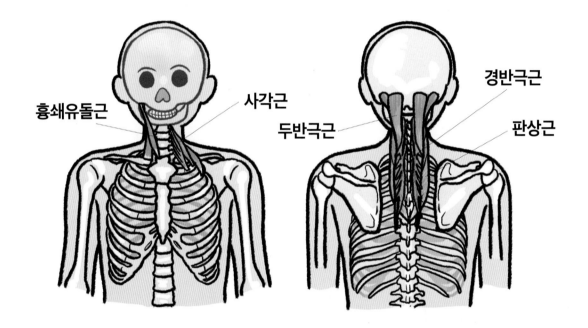

흉쇄유돌근

사각근

두반극근

경반극근

판상근

앉은 자세에서 진행하는, 망가진 목 커브를 되살리는 동작입니다. 손으로 목의 섬세한 움직임을 유도해 주면서 딱딱하게 굳은 목(경추)의 움직임을 부드럽게 만들고, 자연스럽게 목 앞쪽 근육까지 이완할 수 있어요. 이 동작은 특히 목 뒤쪽을 바로 세워주는 심부 코어근육을 강화하는 데 도움을 줍니다. 목 관련 동작 시 과도한 움직임은 절대 금물! 천천히 따라 하되 통증이 느껴질 경우엔 가능한 범위까지만 동작을 진행하며 추이를 살펴보길 바랍니다.

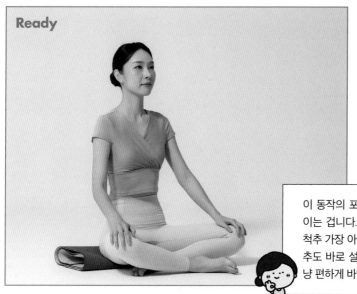

Ready

쿠션 또는 매트를 접은 뒤 그 위에 엉덩이를 대고 앉습니다. 이때 꼬리뼈부터 머리끝까지 일자로 쭉 길어지는 느낌이 들도록 상체를 반듯하게 세워요.

이 동작의 포인트는 엉덩이 위치를 무릎보다 높이는 겁니다. 그래야 허리의 자연스러운 커브를 척추 가장 아래에서부터 만들 수 있고, 나머지 척추도 바로 설 수 있어요. 이 자세가 어렵다면 그냥 편하게 바닥에 앉아서 따라하세요.

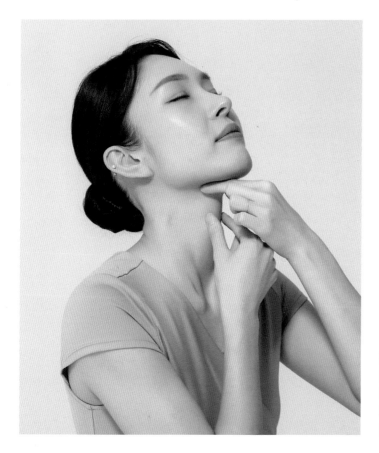

1

눈을 감고 왼손 검지와 엄지로 턱 아랫부분을, 오른손 검지와 엄지는 그 아랫부분을 가볍게 잡아요. 그 상태로 왼손으로 턱을 살짝 들어 올려 1, 2번 목뼈를 뒤로 젖힙니다.

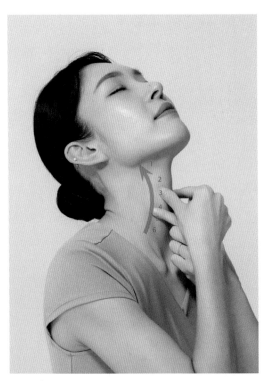

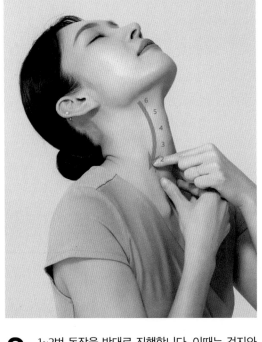

2 이어서 오른손으로 목뼈를 위쪽으로 끌어올리고 동시에 왼손은 아래쪽으로 이동하세요. 이렇게 양손의 엄지와 검지를 교차하며 마치 목 앞쪽의 주름을 천천히 펴낸다는 느낌으로 부드럽게 쓸어 올려요. 손이 아래쪽으로 이동할수록 자연스럽게 고개가 뒤로 점점 더 젖혀집니다.
TIP 마치 사다리를 하나씩 타고 올라가는 느낌으로 목을 쓸어 올려요.

3 1~2번 동작을 반대로 진행합니다. 이때는 검지와 엄지를 쇄골 방향으로 부드럽게 쓸어내리듯이 움직여요. 손이 위로 이동할수록 젖혀졌던 고개가 자연스럽게 제자리로 돌아옵니다.

NG 목뼈(경추)가 1번부터 7번까지 한 번에 하나씩만 젖혀진다는 느낌으로 동작하세요. 고개를 올리거나 내릴 때는 손의 움직임에 의해 자연스럽게 고개가 움직여야 합니다. 고개를 무리하게 젖히면 안 돼요.

고개 돌려 팔 올렸다 내리기

난이도
★★

횟수
4회 × 3세트

짧아진 견갑거근을 이완시켜 목이 제자리를 지킬 수 있도록
기능을 회복시켜 줍니다.

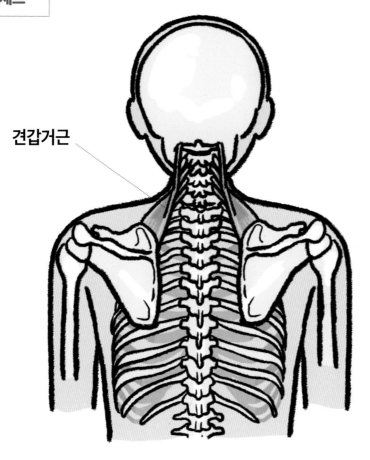

견갑거근

견갑거근은 목뼈(경추)에서부터 시작해 날개뼈 가장 위쪽에 붙어 있는 근육이에요. 목이 과하게 앞으로
빠지려고 할 때 뒤에서 붙잡아 버티는 역할을 합니다. 그런데 목을 앞으로 쭉 빼는 시간이 길어지면 견
갑거근이 과하게 사용되면서 긴장도가 높아지고 경직되기 시작합니다. 목뼈의 변형뿐만 아니라 경직된
견갑거근이 짧아져 어깨가 올라간 모습이 되죠. 목이 불편하거나 육안으로도 거북 목, 일자 목 증상이
보일 경우 견갑거근을 잘 풀어줘야 하는 이유입니다.

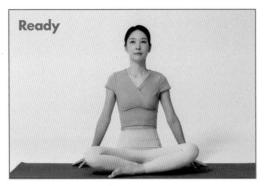

Ready

편한 자세로 앉아 양손을 엉덩이 양옆에 내려둡니다.
TIP 정수리를 위에서 잡아당긴다는 느낌으로 꼬리뼈부터 척추까지 바르게 세워주세요. 가슴을 펴고 턱은 살짝 당긴 상태로 동작을 진행합니다. 횟수를 채우기보다는 바른 자세를 유지하면서 동작을 진행하는 것이 중요하다는 것을 기억하세요.

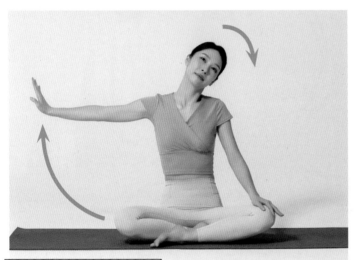

1

왼손은 손바닥을 편 채 쭉 뻗어 허벅지 위에 얹고 반대쪽 팔을 옆으로 들어 올려요. 동시에 고개를 왼쪽으로 기울입니다. 이때 들어 올린 팔의 손끝을 몸 쪽으로 당겨주세요. 손바닥의 밑면을 바깥으로 길게 늘인다는 느낌으로 진행하세요.

마치 내 겨드랑이를 보는 느낌이에요. 목에서부터 어깨까지 연결된 근육이 쭉 당겨지는 게 느껴질 거예요.

2

그대로 고개를 왼쪽으로 돌려 허벅지 위에 놓인 손을 바라봅니다.

NG
들어 올린 팔 쪽의 어깨가 함께 들리면 안 돼요. 의식적으로 귀와 어깨가 가까워지지 않게 주의하세요.

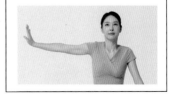

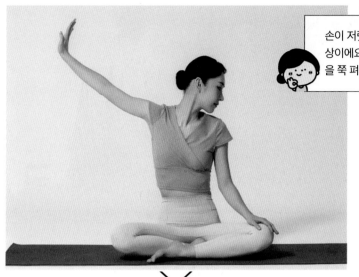

손이 저릿한 느낌이 드는 게 정상이에요. 너무 저리다면 손끝을 쭉 펴서 옆으로 밀어요.

3

들고 있던 오른팔을 위아래로 천천히 들어 올렸다가 내리기를 반복합니다.
TIP 이때 손바닥과 손목이 만나는 지점을 계속 밀어내듯 동작을 진행하면 스트레칭 효과가 높아집니다.

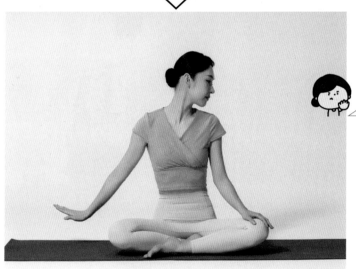

주의!
견갑거근은 예민한 근육이니 반드시 천천히 동작해야 합니다. 과도하게 고개를 돌리거나 팔을 움직이기보다는 통증이 느껴지지 않는 선에서 조절하며 동작하세요.

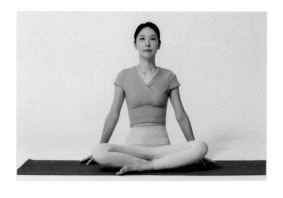

4

들고 있던 팔을 내리고 동시에 고개는 정면을 바라봅니다. 어깨의 힘을 풀고 심호흡을 한 뒤 동일한 방법으로 반대쪽 팔도 동작을 진행하세요.

팔 아래로 당기며 고개 돌리기

난이도
★★

횟수
8회 × 3세트

목의 회전율을 개선하고 주변 안정화 근육들을 강화시켜 줍니다.

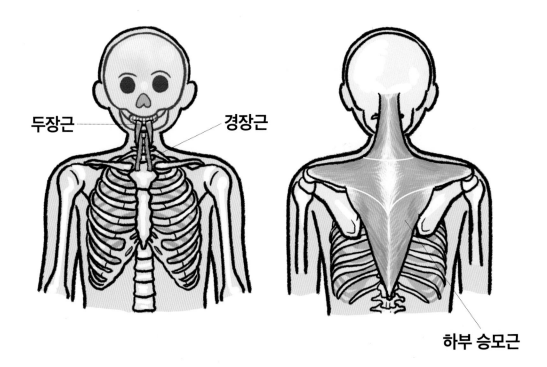

두장근　　　　경장근

하부 승모근

고개의 좌우 회전 움직임 개선에 좋은 동작이에요. 앞선 동작들을 잘 익혔다면 이 동작 역시 쉽게 따라 할 수 있습니다. 이 동작을 통해 불편감 없이 목을 사용하는 데 필요한 안정화 근육들이 강화되고, 무거운 머리를 지탱하느라 피로한 어깨와 등 주변 근육까지 단련시킬 수 있어요.

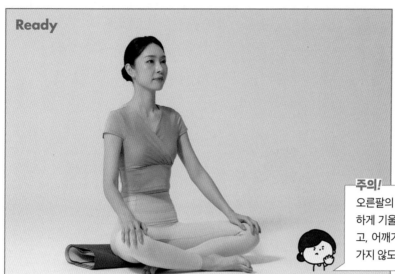

Ready

쿠션 또는 매트를 접은 뒤 그 위에 엉덩이를 대고 앉습니다. 이때 꼬리뼈부터 머리끝까지 일자로 쭉 길어지는 느낌이 들도록 상체를 반듯하게 세워요.

주의!
오른팔의 어깨가 앞으로 구부정하게 기울어지지 않도록 주의하고, 어깨가 으쓱한 것처럼 올라가지 않도록 아래로 내려요.

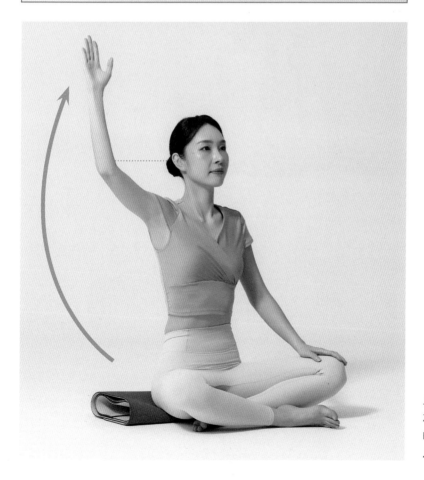

1

오른쪽 팔꿈치를 귀 높이까지 들어 올려요. 이때 손바닥은 정면을 향해 펴주세요.

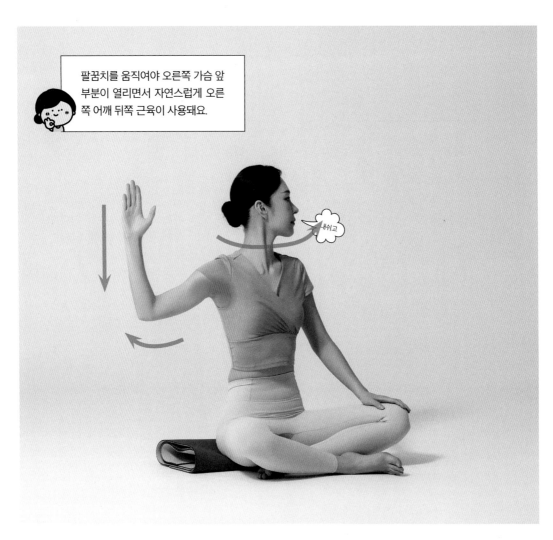

팔꿈치를 움직여야 오른쪽 가슴 앞부분이 열리면서 자연스럽게 오른쪽 어깨 뒤쪽 근육이 사용돼요.

내쉬고

2 고개를 천천히 왼쪽으로 돌려요. 이때 시선도 함께 따라갑니다. 이와 동시에 팔꿈치를 아래로 당기는데, 가슴을 펴듯 팔꿈치를 뒤쪽으로 살짝 밀어주세요.

어깨가 앞으로 기울어지거나 말리지 않게 주의해요. 또 오른팔이 어깨보다 조금 아래에 위치할 정도까지만 팔꿈치를 끌어내립니다. 만약 목을 회전할 때 통증이 있다면 이전 단계의 운동까지만 진행하세요.

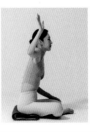

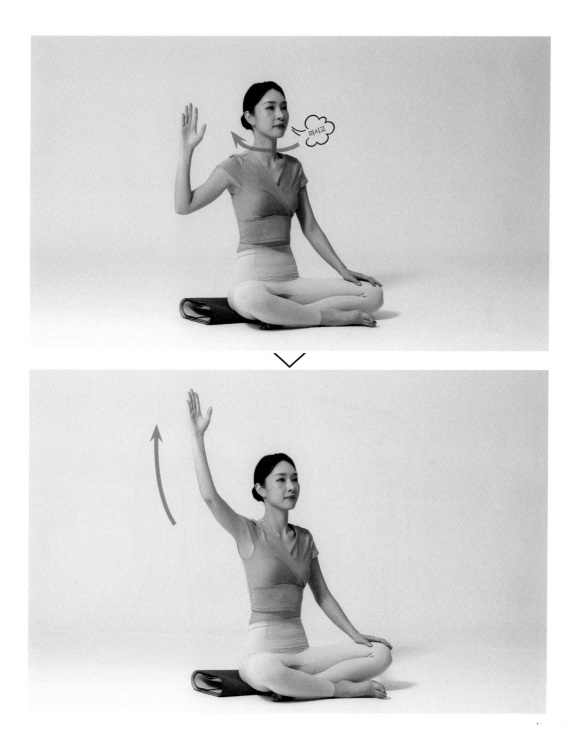

3 천천히 고개를 돌려 정면을 보고, 아래로 당겼던 오른팔은 다시 높게 들어 올립니다. 동일한 방법으로 반대쪽 팔도 동작을 진행하세요.

무릎 꿇고 앉아 팔로 반원 그리기

난이도
★★

횟수
4회 × 3세트

어깨의 움직임을 유연하게 해 목과 흉추의 회전률을 높여줍니다.

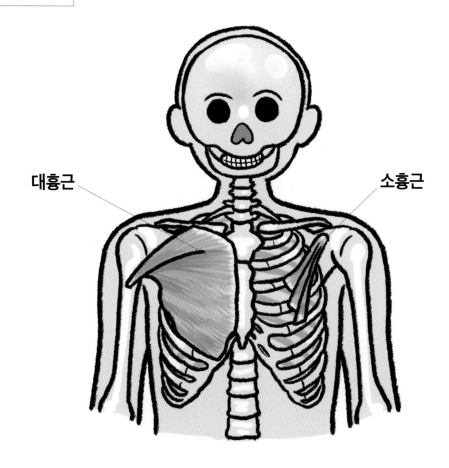

대흉근

소흉근

일자 목으로 인해 등 근육이 딱딱하게 굳은 분들에게 필요한 운동이에요. 일자 목은 일자 등 증상까지 동반하는 경우가 많아 어깨뿐 아니라 등에도 통증이 발생합니다. 그렇기 때문에 목 증상에만 집중할 것이 아니라 흉추 주변 근육의 움직임을 동시에 개선해야 본질적인 문제를 해결할 수 있어요.

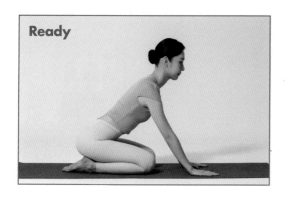

무릎 꿇고 앉아서 양 손바닥을 어깨너비보다 조금 넓은 간격으로 뻗어 앞쪽 바닥에 댑니다.

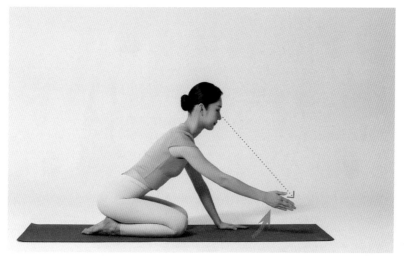

1

오른팔을 살짝 들어 올리고 시선은 손끝을 바라보세요.

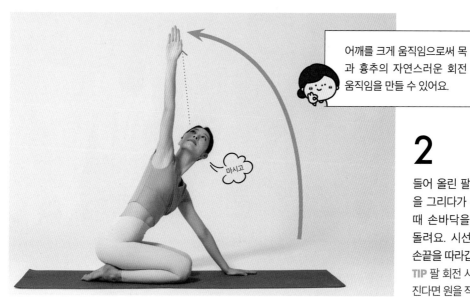

어깨를 크게 움직임으로써 목과 흉추의 자연스러운 회전 움직임을 만들 수 있어요.

2

들어 올린 팔로 크게 반원을 그리다가 귀 옆을 지날 때 손바닥을 바깥쪽으로 돌려요. 시선은 계속해서 손끝을 따라갑니다.
TIP 팔 회전 시 통증이 느껴진다면 원을 작게 그리세요.

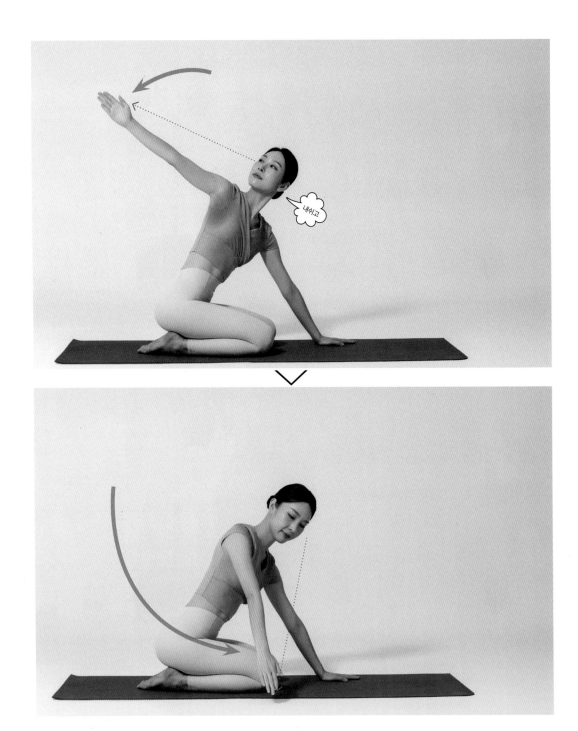

3 계속해서 팔로 원을 완성합니다. 엉덩이 옆을 지날 때 손바닥을 다시 안쪽으로 돌려요. 이때 가슴도 활짝 열어준다는 느낌으로 함께 움직여야 스트레칭 효과가 높아집니다.

무릎 당기며 등과 가슴 펴기

난이도
★★★

횟수
4회 × 3세트

굽은 흉추와 가슴 앞쪽을 펴는 동작으로 척추의 회전 가동범위를 확장시키는 데 도움이 됩니다.

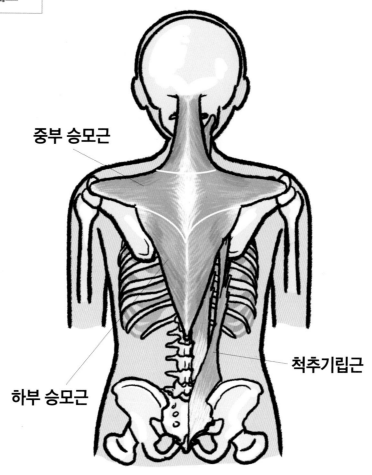

중부 승모근

하부 승모근

척추기립근

목의 문제는 등과 밀접한 관계가 있어요. 특히 거북 목의 경우 굽은 등 증상을 동반하죠. 등의 문제를 개선하지 않으면 목이 정상 범위에서 움직일 수 없게 되므로 굳어 있는 흉추와 목의 움직임을 원활하게 바꿔주어야 합니다. 본 동작을 통해 목과 연결된 흉추의 움직임과 유연성을 개선할 수 있어요.

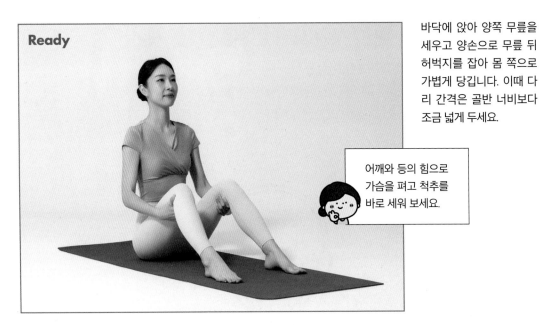

바닥에 앉아 양쪽 무릎을
세우고 양손으로 무릎 뒤
허벅지를 잡아 몸 쪽으로
가볍게 당깁니다. 이때 다
리 간격은 골반 너비보다
조금 넓게 두세요.

어깨와 등의 힘으로
가슴을 펴고 척추를
바로 세워 보세요.

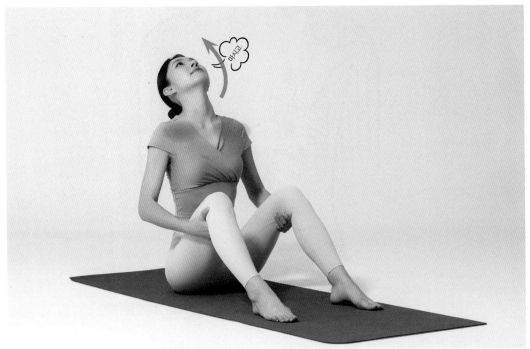

1 양손으로 허벅지를 몸 쪽으로 더 당기고, 그 힘을 이용해 가슴을 천천히 위로 들어 올렸다가 내립니다. 고개와 시
선은 자연스럽게 동작을 따라가게 합니다.

TIP 쇄골의 중앙을 천장으로 민다는 느낌으로 양쪽 쇄골을 좌우로 열어요. 손가락에 과한 힘이 들어가지 않게 양쪽
팔꿈치를 좌우로 열어주면 등에도 힘이 들어갑니다.

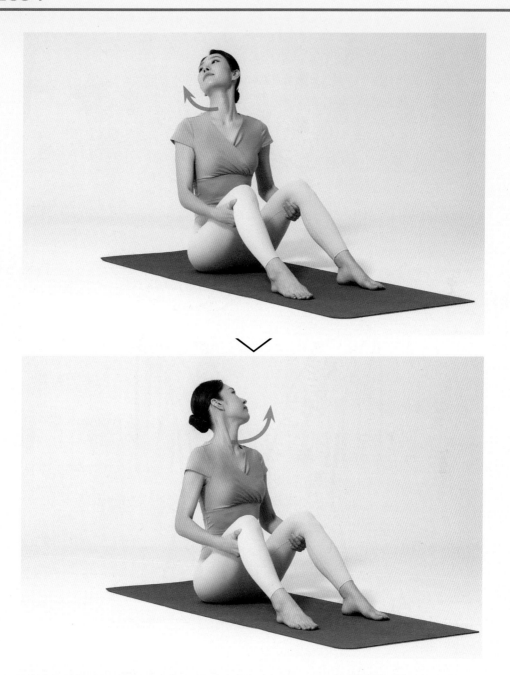

양쪽 쇄골을 활짝 연 다음에 들어 올린 가슴을 좌우로 회전하면 딱딱하게 굳은 등을 더욱 효과적으로 풀 수 있어요. 시선은 가슴 방향을 따라가게 하고, 어깨가 들리지 않게 주의하며 천천히 동작하세요. 4회 3세트 진행합니다.

LEVEL 6 목

주먹 바닥 누르며 등 바로 세우기

난이도
★★★

횟수
4회 × 3세트

굽은 등과 목을 이완함으로써 유연성을 높이고, 동시에 척추를
바로 세우는 동작입니다.

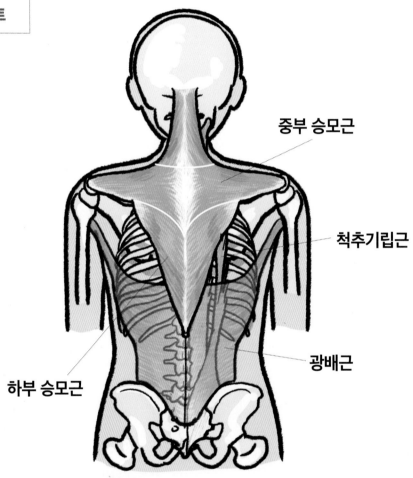

중부 승모근

척추기립근

광배근

하부 승모근

흉추와 어깨 주변 근육이 약해지면 거북 목, 일자 목 증상이 점점 심해지고, 승모근 같은 큰 근육이 과도
하게 쓰여 딱딱하게 뭉치거나 금방 피로해집니다. 본 동작은 목의 정렬이 무너졌을 때 가장 타격을 입게
되는 흉추 주변 근육을 강화해 상체가 바른 자세를 장시간 유지할 수 있도록 등의 힘을 기르는 데 도움
을 줍니다.

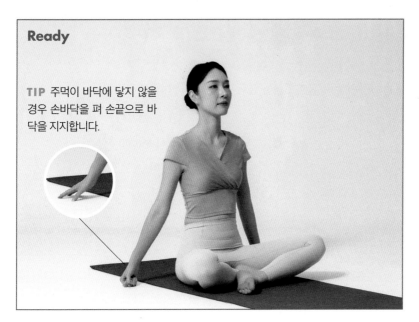

Ready

TIP 주먹이 바닥에 닿지 않을 경우 손바닥을 펴 손끝으로 바닥을 지지합니다.

편안한 자세로 앉아 앉은 키가 커진다는 느낌으로 꼬리뼈부터 정수리까지 당겨 척추를 바로 세워요. 양손은 주먹을 쥐고 엄지손가락이 정면을 향하게 한 후 몸 뒤쪽 바닥에 댑니다.

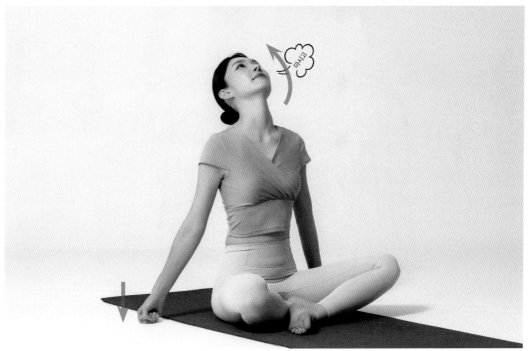

1 주먹으로 바닥을 밀어내며 그 힘으로 천장을 향해 천천히 가슴을 열었다가 제자리로 돌아옵니다. 목→쇄골→가슴 가운데 뼈(흉골) 순으로 천천히 밀어냈다가 다시 반대 순서로 제자리로 돌아오세요.
   TIP 주먹이 바닥에 닿지 않을 때는 공중에 띄우고 뒤쪽 아래로 쭉 밀어내듯이 진행하시면 됩니다. 양쪽 어깨를 좌우로 넓게 열어주는 것도 잊지 마세요.

코끝 누르며 양팔 위로 밀어 올리기

난이도
★★★

횟수
8회 × 3세트

경추를 바로 세우는 심부 근육을 강화시키며, 머리의 바른 움직임을 개선하는 데 도움이 됩니다.

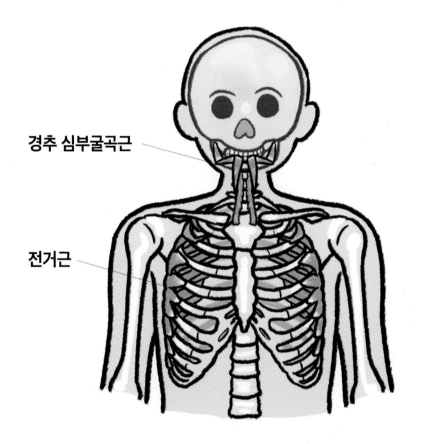

경추 심부굴곡근

전거근

목의 움직임 개선을 위한 코어근육을 강화하는 동작이에요. 보통 '턱 당기기 운동'으로 많이들 알고 계시죠. 항상 들려 있는 고개를 당김으로써 굳어 있는 뒷목의 움직임을 개선할 수 있습니다. 만약 거북 목일 경우 약해진 어깨 안정화 근육까지도 함께 강화할 수 있어요.

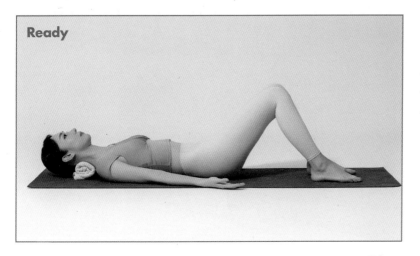

Ready

바닥에 등을 대고 누운 뒤 양 무릎을 세우고 골반너비로 벌려요. 이때 수건을 돌돌 말아 목 뒤쪽을 받혀 목의 정상 커브를 살려주세요.

동작 시 수건이 눌리거나 목젖 부분에 압박감이 들지 않을 정도로만 목을 움직여요.

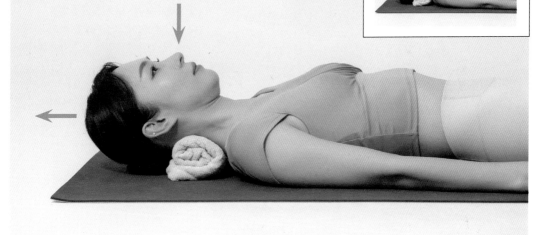

1 코끝을 뒤통수 방향으로 가볍게 눌렀다가 돌아오는 동작을 총 8회 반복합니다.

코끝을 누를 때 목 뒤쪽의 후두하근이 길어진다고 상상해 보세요. 이 동작에서 정말 중요한 건 목을 누르는 게 아니라 목과 머리가 연결된 부분의 움직임을 만드는 거예요. 턱 아래에 약간 힘이 들어가고 정수리 부분을 위로 길게 당긴다는 느낌으로 동작해야 해요.

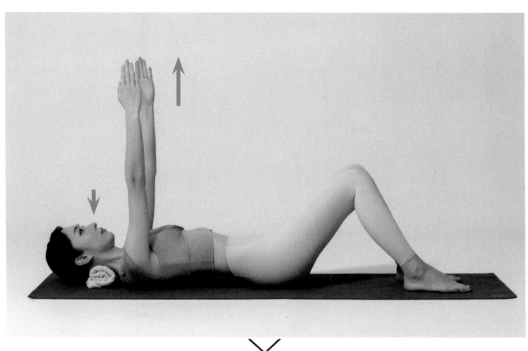

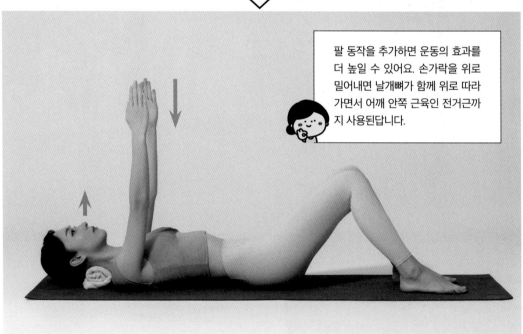

팔 동작을 추가하면 운동의 효과를 더 높일 수 있어요. 손가락을 위로 밀어내면 날개뼈가 함께 위로 따라가면서 어깨 안쪽 근육인 전거근까지 사용된답니다.

2 양팔을 위로 뻗고 어깨너비보다 조금 넓게 벌려줍니다. 손끝을 위로 밀어내는 동시에 코끝을 뒤통수 방향으로 가볍게 눌렀다가 제자리로 돌아오세요.

TIP 팔을 위로 뻗을 때 어깨와 귀가 가까워지지 않도록 주의하세요.

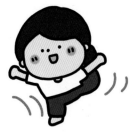

목의 올바른 자세 익히기

스트레칭 및 교정 운동으로 목의 움직임을 익히는 것만큼 중요한
건 올바른 목의 자세를 유지하는 거예요. 일상생활에서 목의 자세가 다시 무너진
다면 지금까지 연습한 운동도 말짱 헛수고가 되는 셈이니까요. 그만큼 평소의 자
세와 습관이 중요합니다. 지금부터 올바른 목의 자세와 피해야 할 습관을 체크해
봐요.

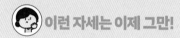 이런 자세는 이제 그만!

혹시 컴퓨터 모니터를 볼 때 고개를 앞으로 쭉 빼고 있나요?
스마트폰이나 책을 볼 때 고개를 오랫동안 숙이고 있진 않나요?
의자나 소파에 등을 기대고 엉덩이를 앞으로 쭉 빼서 구부정하게 앉은 자세가 편하
게 느껴지시나요?

이런 자세들은 목의 정상 커브를 해칩니다. 자신도 모르게 이런 자세를 하고 있다
면 의식적으로 올바른 자세로 돌아와야 해요. 그럼 올바른 목의 자세는 어떤 모습
일까요?
바르게 서 있는 모습을 옆에서 봤을 때 귀와 어깨가 수직선상에 있는 것, 이것이 이
상적인 목의 위치예요. 귀가 어깨보다 너무 뒤에 있거나 앞으로 나와 있으면 목의
정상 커브가 무너져 목뼈를 하나하나 받치고 있는 심부 근육들이 약화됩니다. 그러

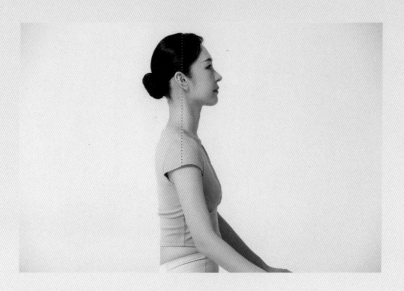

면 목과 등 주변, 날개뼈 주변 겉근육들의 과도한 사용으로 피로감이 높아지고 통증이 나타날 수 있어요. 이 자세가 장시간 지속될 경우 일자 목, 거북 목, 역 C자목 등 구조적인 변형이 나타납니다. 더 나아가 만성으로 진행될 경우 목디스크 같은 질환으로 발전될 수도 있어요.

올바른 목의 위치를 찾기 어렵다면 이렇게 상상해 보세요. 정수리 뒤쪽으로 머리를 묶는 일명 '포니테일' 헤어스타일을 떠올리는 거예요. 목을 포니테일로 묶는 부분으로, 즉 사선 방향으로 당겨 올리면 목의 커브를 자연스럽게 유지하면서 머리를 안전하게 올려놓을 수 있습니다. 이 위치에서는 목의 심부 코어근육들이 잘 활성화될 수 있어요. 이 자세만 제대로 유지해도 돌덩이 같이 딱딱하게 뭉친 목과 어깨 근육을 이완시킬 수 있습니다. 운동 효과를 오래 유지하고, 일상에서도 목의 변형을 막고 싶다면 앉은 자세뿐 아니라 일어선 자세에서도 꾸준히 따라해 보세요.

02

등 바로 세우기

BIG 7 LIST

등의 이상은 갈비뼈와
어깨까지 연쇄적으로 이어진다

지금 양손으로 갈비뼈 주변을 감싼 뒤 코로 숨을 깊게 들이마셨다가 내쉬어 보세요. 갈비뼈가 확장되었다가 수축하는 움직임이 잘 느껴지나요? 만약 변화가 느껴지지 않고 목에만 힘이 많이 들어간다면 등뼈(흉추)에 문제가 발생했다는 신호일 수 있습니다.

우리가 편해서 취하는 구부정한 자세는 목뿐만 아니라 등에도 영향을 줍니다. 등, 즉 몸통의 윗부분을 살펴보면 흉추를 기준으로 갈비뼈가 둥글게 감싸고 있습니다. 뒤쪽 갈비뼈 위에 양쪽 날개뼈가 자리해 있고, 그 위에 어깨가 부착되어 있죠. 이런 구조로 인해 등에 문제가 생기면 흉추와 갈비뼈의 모양이 변형될 뿐 아니라 날개뼈의 위치가 변합니다. 나아가 등과 어깨에 통증이 발생하죠. 호흡 패턴에도 문제가 생겨 뇌에 산소 공급이 원활하게 이루어지지 않으니 지속적으로 피로감을 느낄 수 있습니다.

등을 꼿꼿하게
세워야 할까?

평소 구부정한 자세로 지내다 바른 자세로 바꾸려고 등을 꼿꼿이 펴고 앉아본 경험이 있을 거예요. 그런데 '분명 일자 등을 하고 있는데, 왜 등이 뻐근하지?'라는 생각이 든 적 없으신가요? 결론부터 말하면 '꼿꼿하게 세운 등' 때문입니다. 구부정한 자세도 문제지만 일자 등 또한 몸에 이상을 불러오거든요.

일자 등 자세를 오랜 시간 유지했다면 등척추는 꼿꼿하게 세운 상태로 굳어졌을 거예요. 더 나아가 그 자세를 가장 편한 자세라고 느낄 가능성이 높죠. 그런데 사실 우리 등은 그렇게 뻣뻣해야 할 부위가 아닙니다. 고개가 움직이는 만큼 앞으로 숙이고, 뒤로 젖히고, 옆으로 기울이고, 회전하는 등 다양한 움직임이 일어나야 하는 관절이죠. 그런데 등이 뻣뻣하게 굳어 움직이지 못하면 위쪽으로는 목, 아래쪽으로는 허리와 골반의 움직임이 과도하게 만들어지면서 이차적인 손상, 즉 통증을 만들어 낼 수 있습니다. 등을 너무 꼿꼿하게 세우는 자세도 하지 말아야 하는 이유죠. 지금 당장 불편함이 없더라도 흉추는 호흡과 함께 많은 관절과 연결점을 지니고 있기 때문에 문제점을 반드시 개선해야 하는 부위랍니다.

등의 커브를 유지해야
몸의 기능이 잘 돌아간다

정상적인 등의 모습은 뒤쪽으로 조금 볼록하게 굽어 있는 형태입니다. 등의 구조를 자세히 살펴보면, 12개의 등척추뼈(흉추)가 뒤로 살짝 볼록한 커브를 만들어 체중을 분산시키고 있습니다. 그리고 이 12개의 척추뼈에 12개의 갈비뼈가 부착되어 둥근 가슴우리(흉곽)를 이루고 심장과 폐와 같은 몸속 장기들을 보호하죠.

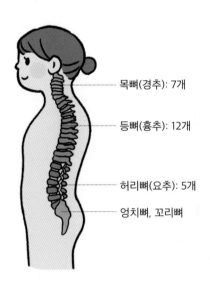

목뼈(경추): 7개

등뼈(흉추): 12개

허리뼈(요추): 5개

엉치뼈, 꼬리뼈

등의 커브는 뒤쪽으로 둥글게, 너무 굽지도 펴지지도 않게 적절히 굽어 있어야 최고의 기능을 발휘할 수 있어요. 너무 굽으면 갈비뼈 사이사이의 간격과 둘레가 감소해 호흡할 때 움직임에 제한이 생깁니다. 특히 아래쪽 갈비뼈 사이의 간격이 많이 좁아져 횡격막이 아래로 내려가는 것을 방해하죠. 그러면 깊고 올바른 호흡이 힘들어져요.

반대로 등이 너무 꼿꼿하게 펴져 있을 경우 아래쪽 갈비뼈가 앞으로 열린 형태가 되면서 흉통이 넓어지고, 누웠을 때 갈비뼈가 위로 많이 들린 형태가 됩니다. 그러면 호흡이 갈비뼈 앞쪽에서만 주로 이루어지고, 뒤쪽 갈비뼈는 움직임이 줄어들면서 굳는 현상이 발생해요. 이렇듯 갈비뼈의 움직임이 제한되면 목과 어깨 주변의 근육들이 과도하게 일하게 되고, 호흡량 부족으로 쉽게 피로해집니다.

굽은 등과 일자 등은
어떤 모습일까?

앞서 등의 잘못된 자세는 날개뼈에도 엄청난 영향을 끼친다고 했지요. 등 위쪽에 좌우로 위치한 날개뼈는 정확히 척추 2~7번 사이에 자리해 있으며, 척추와 5~7cm 정도 양쪽으로 떨어져 있어요. 날개뼈는 등의 자세와 갈비뼈의 모양에 영향을 받는데, 등이 과도하게 굽으면 양쪽 날개뼈 사이의 간격이 좌우로 멀어집니다. 반대로 등이 과도하게 펴지면 양쪽 날개뼈 사이가 좁은 형태로 변형되죠. 이렇게 날개뼈의 위치가 불안정해지면 날개뼈의 특정 부위가 들뜨면서 튀어나오는 익상견갑winging scapula의 형태가 나타날 수 있습니다. 뿐만 아니라 라운드숄더, 어깨충돌증후군 등 어깨관절의 손상을 불러일으켜요.

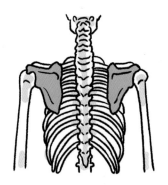

[정상적인 날개뼈의 위치]

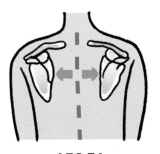

[굽은 등]
양쪽 날개뼈가 멀어진 모습

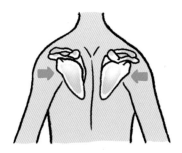

[일자 등]
양쪽 날개뼈가 좁아진 모습

• 굽은 등Rounded Back

정상적인 흉추의 굴곡보다 더 많이 굽어진 형태로, 대부분 거북 목과 함께 동반됩니다. 목이 앞으로 나간 만큼 몸의 중심을 맞추기 위해 등이 뒤로 많이 이동한 상태이며, 보상작용으로 골반이 앞으로 밀려요. 육안으로 보기에도 자세가 구부정합니다. 등을 굽게 만드는 가슴 앞쪽 근육과 복부 위쪽 근육이 많이 긴장되어 있고, 반대로 등을 바로 펴고 세워주는 등 근육이 많이 약해져 있지요. 등이 굽은 만큼 양쪽 날개뼈 사이가 벌어져 호흡할 때 늘 가슴 앞쪽에 답

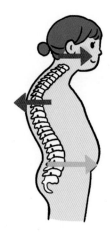

[굽은 등]

답한 느낌이 있습니다.

● **일자 등** Straight Back

흉추의 굴곡이 사라져 등이 거의 일직선으로 펴진
형태로, 대개 일자목과 함께 동반됩니다. 주로 구부
정하게 앉아 있는 자세에서 골반이 뒤로 기울어진
채 가슴과 등을 과도하게 펴면서 발생해요. 보기엔
매우 바른 자세처럼 보이지만, 체중을 분산시켜야
할 커브가 없기 때문에 목과 등 주변의 근육이 항상
과도하게 긴장된 상태이며 통증이 나타납니다. 보
상작용으로 일자허리 증상이 동반되기도 합니다.
등이 일자로 펴진 만큼 양쪽 날개뼈 사이가 좁고 갈
비뼈 아래쪽이 들리는 체형으로 변하면서 몸통으

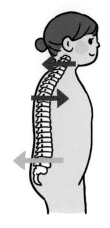

[일자 등]

로 호흡하는 것이 원활하지 않아요. 그러다 보니 목 주변 근육만 사용해 호흡하게
되어 목과 어깨 주변 근육의 긴장도가 계속 높아집니다.

나의 등은 건강할까?

나의 등은 어떤 모습인가요? 아래의 동작을 따라 하며 나의 등이 굽은 등인지 일자 등인지 확인해 보세요.

☑ 굽은 등 체크하기

고개를 젖혔을 때의 모습을 확인해 보세요. 이마가 바닥과 평행할 정도까지 고개가 뒤로 젖혀지면서 자연스럽게 등이 펴져야 이상적인 자세입니다. 고개가 충분히 젖혀지지 않고, 목 뒤쪽의 특정 부분만 과도하게 젖혀지면서 턱만 과도하게 들린다면 굽은 등일 가능성이 높아요. 굽은 등으로 인해 목 아래 쪽과 등 위쪽의 움직임에 제한이 생기면서 고개가 충분히 젖혀지지 않는 것일 수 있습니다.

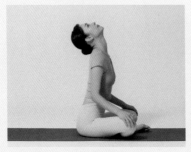 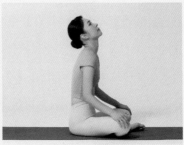

정상적인 등   굽은 등

☑ 일자 등, 편평 등 체크하기

등을 대고 누워서 무릎을 세웠을 때 갈비뼈 뒤쪽이 바닥에서 어느 정도 뜨는지 확인해 보세요. 전혀 뜨지 않거나 아주 살짝 뜨는 정도라면 정상입니다. 하지만 손이 쑥쑥 들어갈 정도로 뜬다면 흉곽이 들린 일자 등을 의심할 수 있어요.

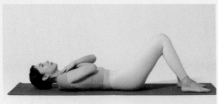 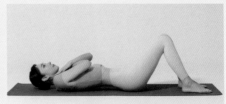

정상적인 등   일자 등&편평 등

등 운동을 위한 TIP!

• 강도와 속도

척추는 목부터 등, 허리까지 모두 연결되어 있습니다. 만약 등에 이상이 생기면 구조가 비틀어지면서 연결 부위들에까지 영향을 미칩니다. 굽은 등이라면 고개를 젖힐 때 등이 함께 펴지지 않고, 일자 등이라면 고개를 숙일 때 등이 함께 구부러지지 않는 현상이 나타나지요. 등의 움직임이 굳어버렸기 때문입니다.

이번 챕터에서는 등뿐만 아니라 척추 전체의 자연스러운 움직임을 살리는 운동을 진행해 볼게요. 처음엔 굳어 있는 근육들을 스트레칭으로 풀어주고, 척추의 움직임을 살리면서 약해진 근육들을 강화하는 순서로 운동 효과를 높일 거예요. 등은 움직임이 많은 관절이며, 척추 중 가장 길고 위아래(목과 허리) 커브와 연결되어 있기 때문에 바른 움직임을 회복하는 게 가장 중요합니다. 하지만 척추 교정은 하루아침에 이루어지지 않아요. 습관처럼 자주 해야 호흡뿐 아니라 목과 어깨 주변, 허리 통증까지 개선할 수 있다는 점을 꼭 기억하세요.

• 굽은등 과 일자등 교정 시 중요 포인트

굽은 등 또는 일자 등을 지녔거나 등을 움직이는 게 불편하다면 흉추 전체를 제대로 구부리고 펴는 방법부터 연습해야 합니다. 12개의 흉추 가운데 과도하게 움직이고 있는 부분을 풀고 전체의 움직임이 부드러워지도록 하는 겁니다. 또한 등의 가장 중요한 움직임인 회전이 잘 될 수 있도록 꾸준히 연습해야 해요. 누군가 뒤에서 나를 부른다고 생각해 보세요. 고개를 돌릴 때 목만 돌아가는 게 아니라 등이 함께 돌아갑니다. 걸을 때도 마찬가지예요. 팔다리를 교차하면서 몸이 좌우로 조금씩 움직이는 건 등의 회전이 있기 때문입니다. 이처럼 등의 모든 동작은 일상의 자연스러운 움직임이기 때문에 반드시 '잘' 할 수 있는 방법을 익혀야 건강한 삶을 살 수 있습니다.

손깍지 당기고 밀며 등 폈다가 구부리기

난이도
★★

횟수
4회 × 3세트

약해진 날개뼈 주변 근육과 등 근육을 강화해 등의 움직임을
유연하게 만들어 줍니다.

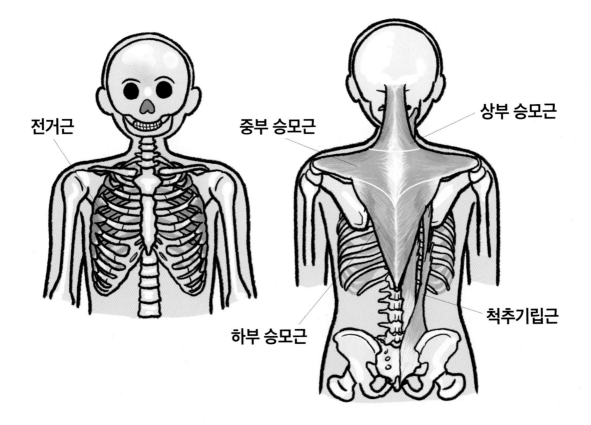

전거근

중부 승모근

상부 승모근

하부 승모근

척추기립근

굳은 척추 사이사이를 깨우는 동작입니다. 척추를 펴고 구부리는 동작을 반복해 등의 자연스러운 움직
임을 되살리면 굽은 등도 점차 정상적인 커브로 돌아오게 됩니다. 이 동작은 뼈 마디마디를 깨우는 것이
목표이므로, 매우 천천히 진행하면서 몸의 움직임에 집중하는 것이 포인트입니다.

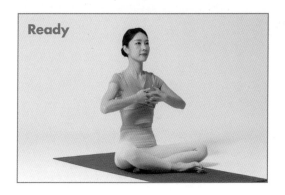

편안한 자세로 앉아 앉은키가 커진다는 느낌으로 꼬리뼈부터 정수리까지 당겨 척추를 바로 세워요. 두 손은 가슴 앞으로 모아 깍지를 낍니다.

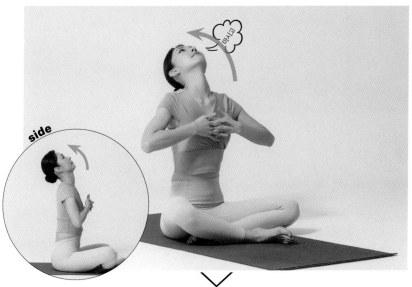

1

손깍지가 풀리지 않도록 꽉 쥔 상태에서 좌우로 당기면 등과 날개뼈 주변에 힘이 들어가는 것이 느껴져요. 그 힘을 사용해 머리부터 쇄골, 가슴 순으로 열어 천장을 바라봤다가 제자리로 돌아옵니다.

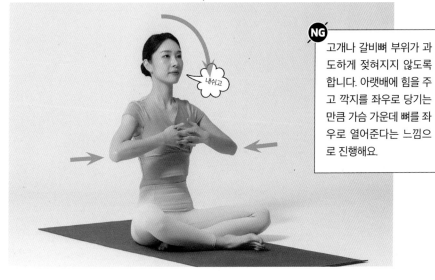

NG
고개나 갈비뼈 부위가 과도하게 젖혀지지 않도록 합니다. 아랫배에 힘을 주고 깍지를 좌우로 당기는 만큼 가슴 가운데 뼈를 좌우로 열어준다는 느낌으로 진행해요.

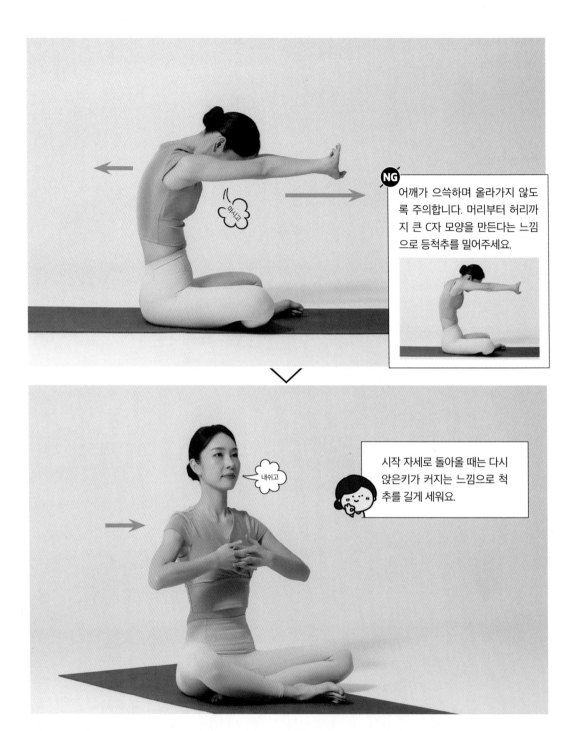

마시고

내쉬고

시작 자세로 돌아올 때는 다시
앉은키가 커지는 느낌으로 척
추를 길게 세워요.

2 손깍지를 뒤집어 앞으로 쭉 밀어냅니다. 그 힘을 사용해 날개뼈 사이의 등척추를 뒤로 밀어냈다가 제자리로 돌아
옵니다.

손으로 무릎 잡고 상체 기울이기

난이도
★★

횟수
4회 × 3세트

경직된 광배근과 날개뼈 주변 근육이 이완되고 구부정한 등이 펴집니다.

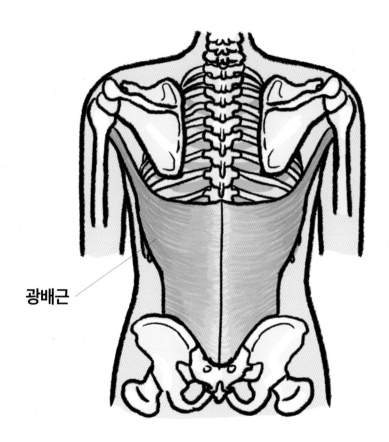

광배근

광배근은 등 뒤에 중앙부 양쪽으로 넓게 자리한 근육입니다. 이 근육은 구부정한 자세를 오래 지속할 때 긴장감이 높아지는데, 심할 경우 날개뼈 안쪽 또는 아래쪽에 통증이 발생할 수도 있습니다. 본 동작을 통해 딱딱하게 굳은 광배근을 풀어주면 굽은 등이 펴지고 갈비뼈 사이사이의 움직임이 되살아납니다.

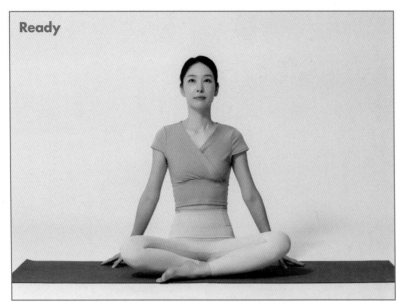

Ready

편안한 자세로 앉아 앉은 키가 커진다는 느낌으로 꼬리뼈부터 정수리까지 당겨 척추를 바로 세워요. 두 팔은 허벅지 뒤쪽에 가볍게 내려놓습니다.

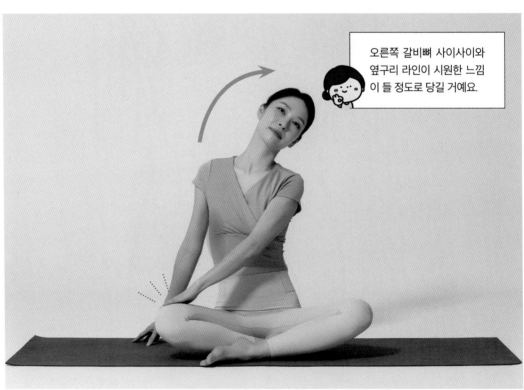

오른쪽 갈비뼈 사이사이와 옆구리 라인이 시원한 느낌이 들 정도로 당길 거예요.

1 왼손으로 오른쪽 허벅지를 잡고 몸 쪽으로 살짝 당기며, 동시에 상체를 왼쪽으로 기울여요.

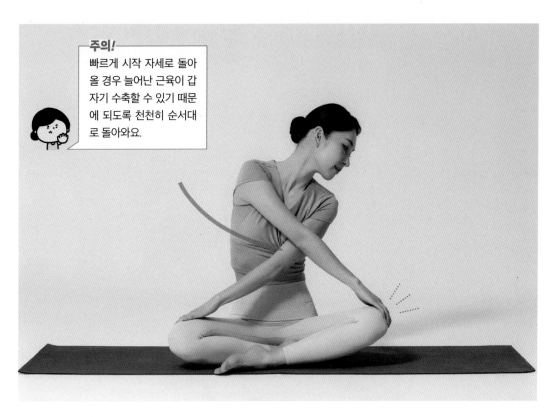

주의!
빠르게 시작 자세로 돌아
올 경우 늘어난 근육이 갑
자기 수축할 수 있기 때문
에 되도록 천천히 순서대
로 돌아와요.

2 그 상태로 오른손으로 왼쪽 무릎을 잡아요. 동시에 오른쪽 등을 뒤로 밀어내며 자연스럽게 몸을 둥글게 말아줍니다. 5초간 호흡하며 오른쪽 등 라인이 시원하게 이완되는 느낌을 충분히 느낀 뒤에 제자리로 돌아옵니다.

TIP 마치 누가 내 오른쪽 갈
비뼈를 뒤로 잡아당겨 무릎을
잡은 오른손으로 매달린다는
느낌을 주면 오른쪽 광배근이
이완될 뿐 아니라 굳어 있던
갈비뼈 사이사이의 움직임도
깨울 수 있어요.

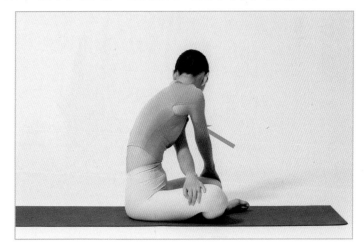

등 구부렸다가 팔과 함께 회전하기

난이도
★★

횟수
4회 × 3세트

흉추의 회전 가동성과 유연성을 크게 향상시키는 데 가장 유용한 동작입니다.

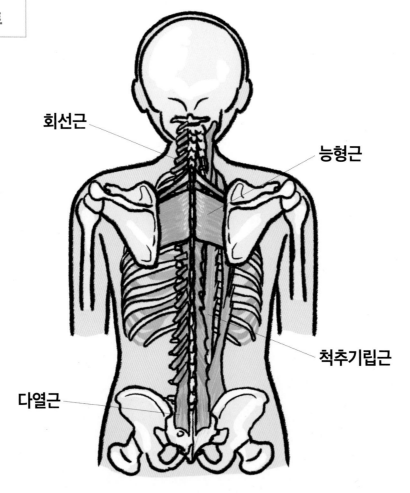

회선근

능형근

척추기립근

다열근

일자 등은 등척추 마디마디의 움직임이 많이 굳어 있는 상태를 말해요. 이 경우 보상작용으로 목부터 허리까지 척추 전체가 뻣뻣해집니다. 일자 등을 개선하려면 흉추뿐만 아니라 척추 전체를 부드럽게 움직이는 동작으로 등척추 사이사이의 근육들을 깨워야 합니다. 여기에 더해 흉추에서 가장 중요한 기능인 회전 움직임까지 원활하게 진행할 수 있습니다.

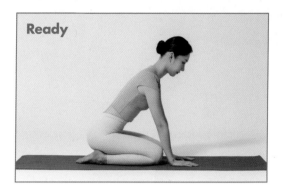

무릎 꿇고 앉아서 양 손바닥을 어깨너비 간격으로 뻗어 앞쪽 바닥에 댑니다. 꼬리뼈부터 정수리까지 사선이 되도록 등을 펴주세요.

TIP 무릎이 불편한 경우 베개나 쿠션 등을 받쳐요.

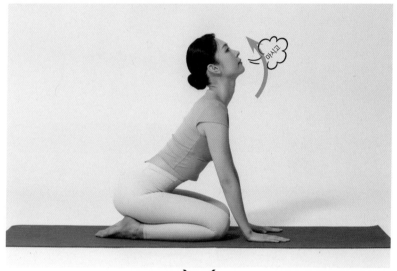

1

양 손바닥 전체로 바닥을 밀어내면 팔뚝과 날개뼈 주변에 힘이 느껴질 거예요. 그 힘을 사용해 머리부터 쇄골, 가슴 순으로 천천히 들어 올렸다가 제자리로 돌아와요. 총 4회 3세트 반복합니다.

TIP 굳은 척추를 깨우는 동작이니 가급적 천천히 동작하세요.

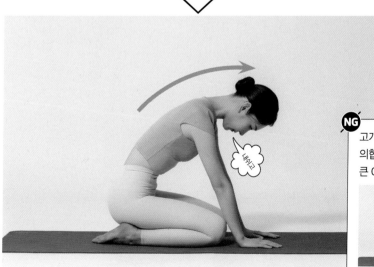

NG 고개가 과도하게 떨어지지 않도록 주의합니다. 등 가운데부터 정수리까지 큰 C자를 만든다고 상상해요.

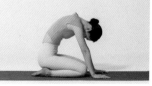

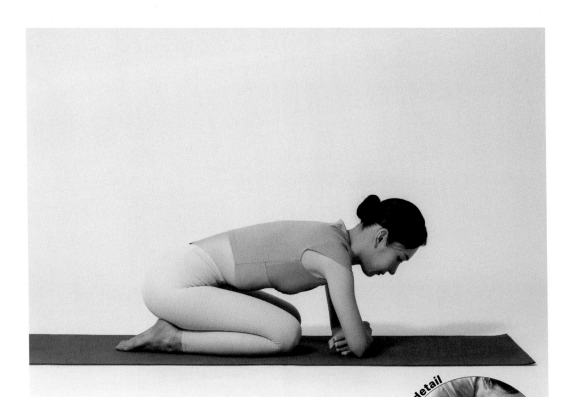

2 이번에는 양쪽 팔꿈치를 접어 바닥에 댑니다. 그러면 자연스럽게 상체를 구부리게 되는데, 이때 양쪽 팔꿈치는 어깨 아래에 둡니다.

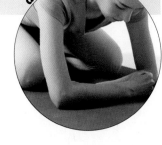

detail

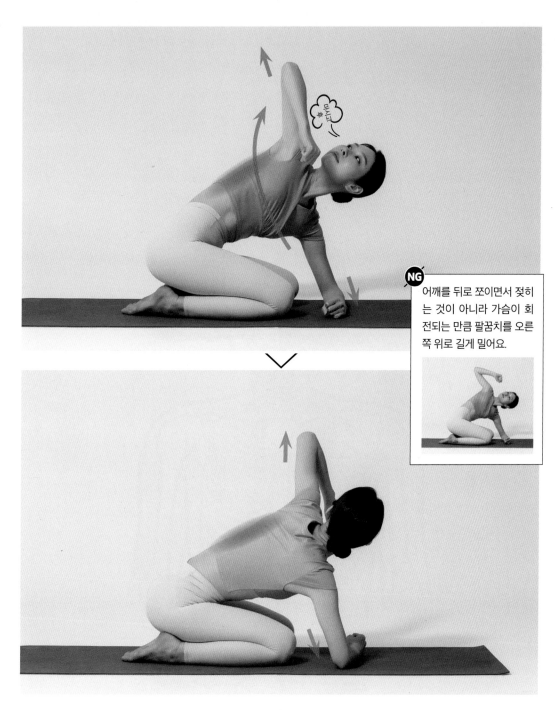

NG
어깨를 뒤로 쪼이면서 젖히는 것이 아니라 가슴이 회전되는 만큼 팔꿈치를 오른쪽 위로 길게 밀어요.

3 아랫배에 힘을 준 상태로 오른쪽 팔꿈치를 뒤로 밀어내고, 동시에 머리와 가슴을 같은 방향으로 회전시켰다가 제자리로 돌아옵니다. 반대쪽 팔도 같은 방식으로 진행하고, 양쪽 번갈아 총 4회씩 3세트 반복합니다.
TIP 뻣뻣한 척추의 회전 가동범위를 확보하고 안전하게 사용할 수 있도록 유연성을 길러줍니다.

상체 회전했다가 아래로 기울이기

난이도
★★★

횟수
4회 × 3세트

등의 회전 기능을 강화하고 호흡을 바르게 개선하는 데 탁월한 효과를 보입니다.

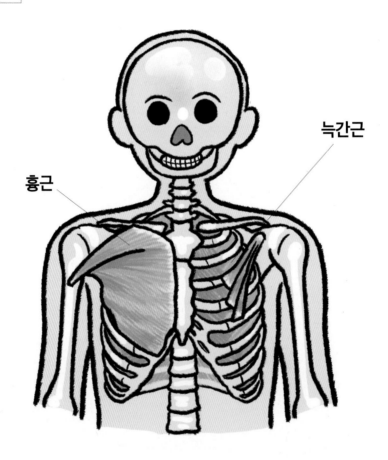

흉근

늑간근

가슴 앞쪽 근육인 흉근과 갈비뼈 사이사이에 위치한 늑간근 스트레칭입니다. 굽은 등의 경우 가슴 앞쪽의 근육들이 덩달아 긴장하게 되어 가슴 가운데 뼈인 흉골을 계속 뒤로 밀고, 동시에 어깨를 앞으로 말리게 해요. 이렇게 되면 갈비뼈 사이 간격이 좁아져 호흡에도 영향을 미치게 되니, 무엇보다 흉근과 늑간근을 이완하는 것이 중요합니다.

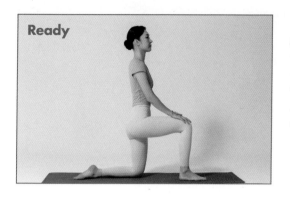

Ready

양쪽 무릎을 바닥에 대고 상체를 세운 뒤 오른쪽 발을 앞으로 한발 디뎌요. 옆에서 봤을 때 양쪽 무릎이 바닥과 직각을 유지하는지 살피고, 바닥에 댄 무릎부터 정수리까지 길어지는 느낌으로 척추를 바로 세웁니다.

TIP 무릎이 아프면 무릎 밑에 두꺼운 쿠션이나 매트를 돌돌 말아 대면 좋아요.

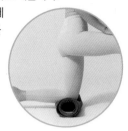

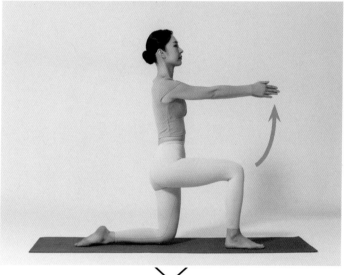

1

양 손바닥을 맞대어 양팔을 앞으로 들어 올렸다가 오른팔을 뒤로 보내며 상체를 회전시켜요. 이때 아랫배는 힘을 주어 몸통이 흔들리지 않도록 고정하고, 시선은 오른쪽 손끝을 향합니다.

TIP 왼팔과 오른팔을 좌우로 계속 뻗어나가는 느낌, 정수리가 천장을 향해 길어지는 느낌을 유지하며 힘의 중심을 잡아요.

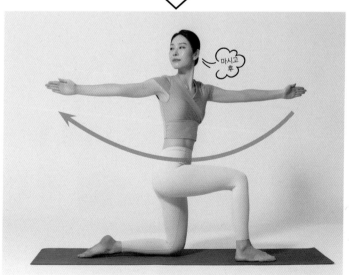

마시고 후

NG 상체를 회전시킬 때 무릎과 골반은 시작 자세를 유지해요. 상체를 따라가선 안 됩니다. 이 동작의 핵심은 허리를 회전하는 것이 아니라 흉추, 즉 등척추를 최대한 회전시켜 가슴을 여는 거예요.

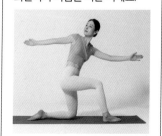

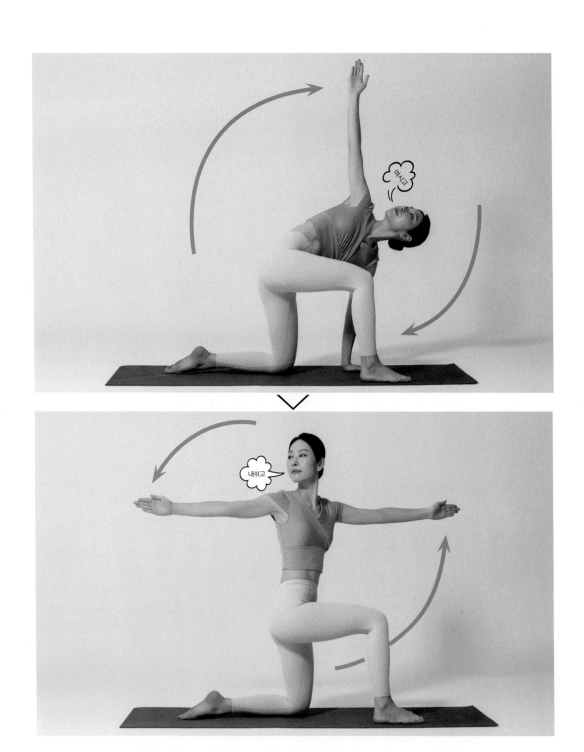

2 1번 동작 그대로 상체를 왼쪽으로 기울여 왼손바닥으로 바닥을 짚고, 오른손을 위로 들어 올렸다가 제자리로 돌아옵니다.

엎드려 등 구부리고 고개 젖히기

난이도
★★★★

횟수
4회 × 3세트

전거근과 어깨 주변 근육을 단련해 날개뼈의 위치를 안정적으로 잡아줍니다.

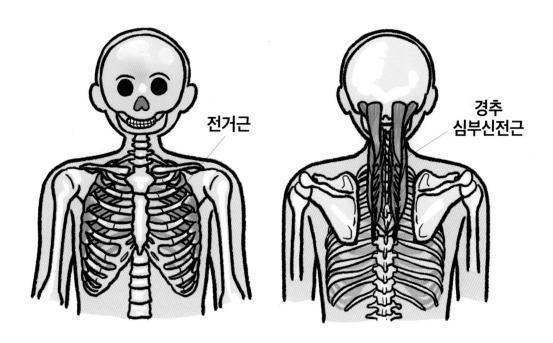

전거근

경추
심부신전근

일자 등은 양쪽 날개뼈가 등에 불안정하게 위치해 있어요. 다시 말해 양쪽 날개뼈 사이가 좁아진 상태죠. 뻣뻣하고 평평해진 등 커브를 되살려 날개뼈를 제자리로 위치시켜 봅시다. 뿐만 아니라 갈비뼈 바깥면에 위치해 양쪽 날개뼈를 등에 붙이는 역할을 하는 전거근도 함께 강화해 볼게요.

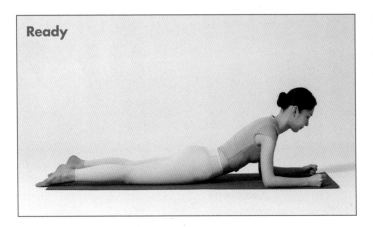

Ready

바닥에 엎드린 자세에서 양발은 뒤로 쭉 뻗어 골반 너비로 벌려요. 양쪽 팔꿈치를 접어 어깨보다 살짝 앞쪽에 위치시키고, 양손을 가볍게 주먹 쥡니다. 이때 시선은 두 주먹 사이에서 살짝 위를 향하게 두세요.

TIP 두 주먹과 시선이 닿는 곳이 삼각형을 이루게 합니다.

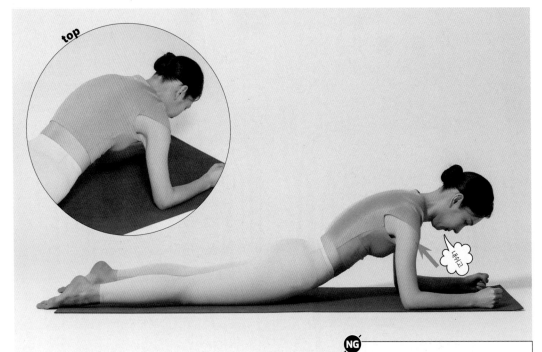

top

내쉬고

NG

어깨와 귀가 가까워지지 않도록 주의하고, 양쪽 날개뼈를 좌우로 벌리는 느낌으로 동작해요.

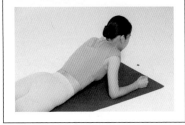

1 양쪽 팔꿈치와 주먹으로 바닥을 밀어내면 어깨 주변으로 힘이 느껴지는데, 그 힘에 대항해 등을 천천히 둥글게 말았다가 제자리로 돌아옵니다. 등을 말아줄 때는 양쪽 갈비뼈를 등 뒤도 살짝 밀어 넣는다는 느낌으로 닫아주고, 동작 내내 복부에 단단히 힘을 줘요. 총 4회 3세트 반복합니다.

TIP 양쪽 날개뼈를 팔꿈치 쪽으로 밀어내는 느낌으로 동작하면 전거근에 힘이 들어가면서 단련됩니다.

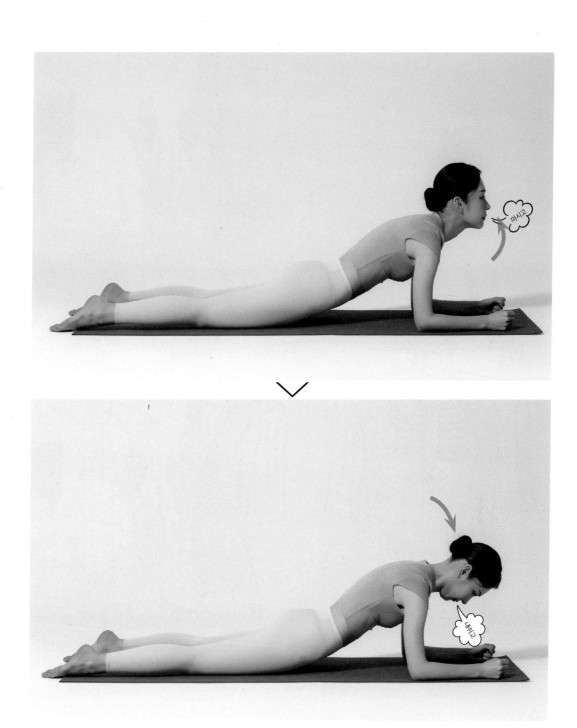

2 다시 등을 둥글게 만 상태에서 고개를 천천히 뒤로 젖혔다가 제자리로 돌아옵니다. 머리부터 목뼈 7개를 순서대로 움직인다는 느낌으로 천천히 동작합니다. 총 4회 3세트 반복합니다.

    TIP 단, 고개를 젖힐 때 통증이 느껴진다면 1, 2번 목뼈까지만 들어 올려요.

엎드려 상체와 양팔 들어 올리기

난이도
★★★★

횟수
4회 × 3세트

굽은 등을 활짝 펴는 동작으로, 등의 긴장을 떨어뜨리고 하부 승모근을
강화할 수 있습니다.

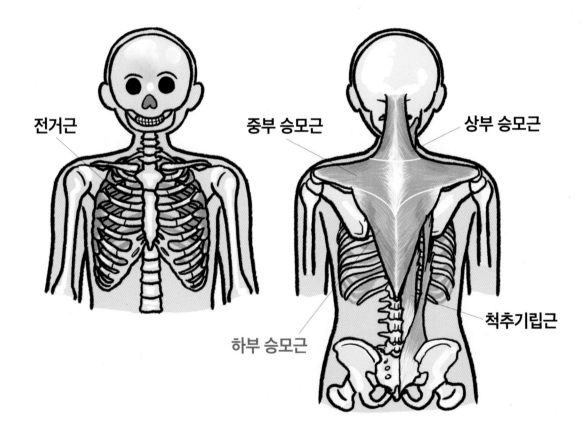

전거근

중부 승모근

상부 승모근

하부 승모근

척추기립근

굽은 등 자세에서 가장 약해지기 쉬운 하부 승모근을 효과적으로 강화할 수 있는 동작이에요. 승모근은
목 뒤부터 등까지 감싸는 큰 근육으로 상부, 중부, 하부로 나뉘어요. 이 3가지 승모근이 균형 있게 힘써
야 건강한 등을 만들 수 있지만, 등의 자세가 변할 경우 상부 승모근만 과도하게 일하며 피곤해지고 중
부, 하부 승모근은 약해집니다. 특히 하부 승모근의 힘을 단련해야 굽지 않은 건강한 자세를 유지할 수
있습니다.

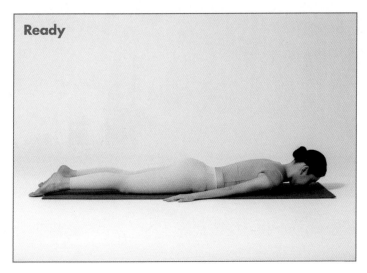

Ready

바닥에 엎드린 자세에서 양발은 뒤
로 쭉 뻗어 골반 너비로 벌려요. 양팔
은 쭉 펴서 몸 옆에 두고 손바닥을 바
닥에 댑니다.

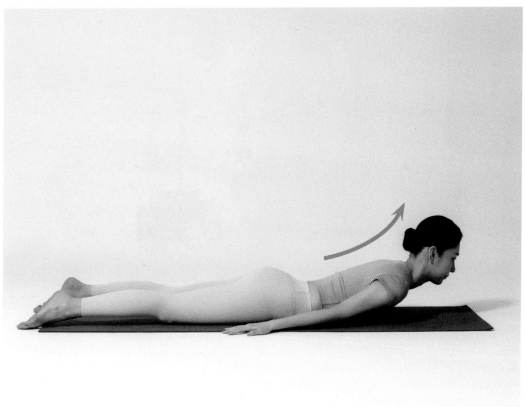

1 배꼽을 등 쪽으로 최대한 밀어 넣고, 아랫배와 엉덩이에 힘을 주어 허리와 골반이 흔들리지 않게 단단히 고정해
요. 그런 다음 이마부터 쇄골, 가슴 위쪽 순서로 천천히 들어 올립니다.
    TIP 허리에 힘이 들어가기 전까지만 상체를 들어요. 양쪽 쇄골을 좌우로 넓힌다는 느낌으로 가슴을 열어주세요.

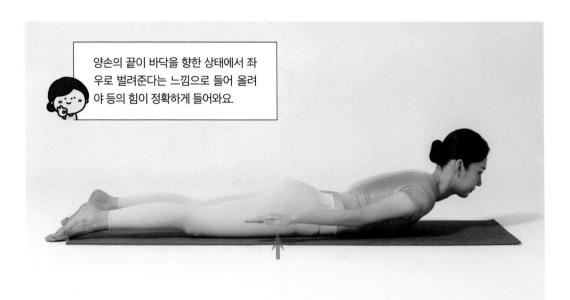

양손의 끝이 바닥을 향한 상태에서 좌우로 벌려준다는 느낌으로 들어 올려야 등의 힘이 정확하게 들어와요.

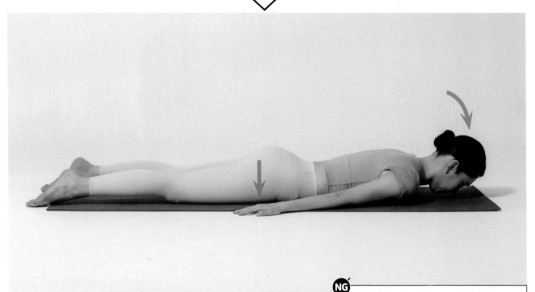

2 양쪽 날개뼈를 조이는 힘으로 어깨 앞쪽을 열고, 양팔을 어깨 높이까지 들어 올리고 5초간 버티다가 천천히 제자리로 돌아와요. 양팔을 들어 올릴 때 등과 어깨 뒤쪽에 힘이 들어가는데 그 힘을 사용해 가슴을 펴면 됩니다.

TIP 양쪽 손바닥이 바닥을 향한 상태에서 손끝은 발끝을 향해 계속해서 뻗어주고, 양손을 좌우로 벌린다는 느낌으로 들어 올려야 등에 힘이 정확하게 들어올 수 있어요.

NG 거북목처럼 고개만 너무 젖혀진다면 코끝을 살짝 당기고 쇄골을 더 들어 말린 등을 집중해서 열어요.

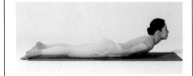

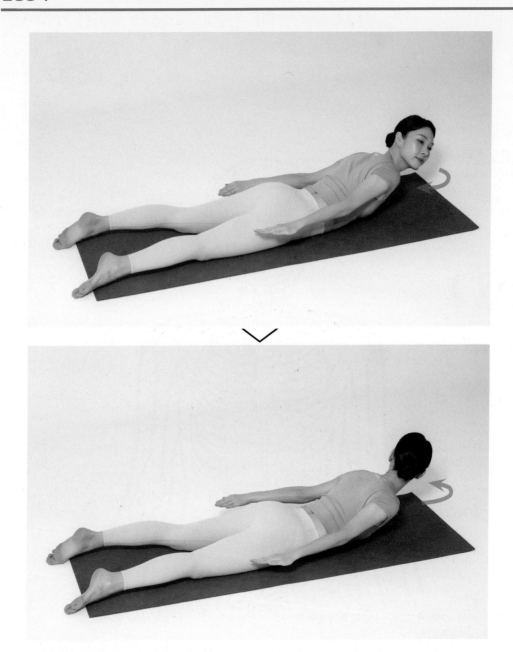

등의 힘으로 상체를 들어 올린 상태에서 머리와 가슴을 왼쪽, 오른쪽으로 회전하면 흉추의 회전을 통해 등을 더 단단하게 강화할 수 있습니다. 상체와 양팔까지 들어 올린 상태에서 숨을 내쉬며 머리와 가슴을 왼쪽으로 돌려요. 숨을 들이마시며 정면으로 돌아온 뒤 다시 숨을 내쉬며 머리와 가슴을 오른쪽으로 돌렸다가 정면으로 돌아옵니다. 총 4회 3세트 천천히 반복합니다.

LEVEL 7 등

누워서 등 들어 올려 좌우로 돌리기

난이도
★★★★

횟수
4회 × 3세트

벌어진 흉곽을 닫는 동작으로 몸통 전체의 움직임과 자세가 좋아집니다.

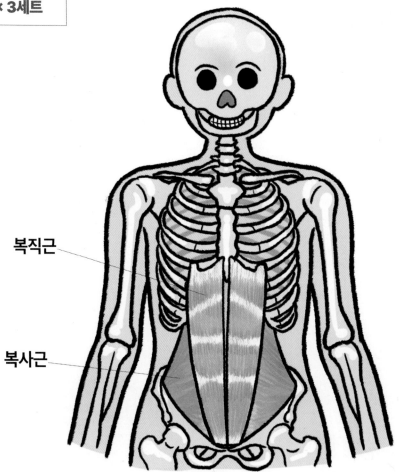

복직근

복사근

일자 등일 때 가장 큰 문제점은 흉곽이 벌어지면서 들리는 거예요. 그러면 흉곽과 연결되어 있는 코어근육들이 약해져 몸을 바로 세우기 어렵습니다. 벌어진 흉곽을 닫아줘야겠지요? 양쪽 갈비뼈를 모아 주는 흉추의 바른 움직임을 연습해 봅시다. 이와 함께, 약해진 코어근육까지 강화해 보세요.

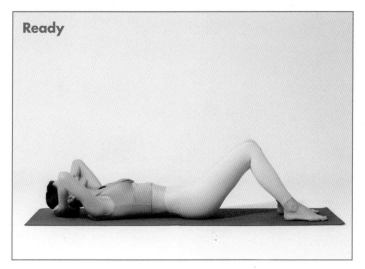

Ready

바닥에 등을 대고 누운 뒤 양 무릎을 세우고 골반 너비로 벌려요. 양손은 깍지 껴서 뒤통수를 가볍게 받치고, 양쪽 팔꿈치가 너무 벌어지지 않도록 살짝 당겨줍니다. 허리 뒤쪽으로는 손가락 세 마디 정도가 들어갈 공간만 띄워두세요.

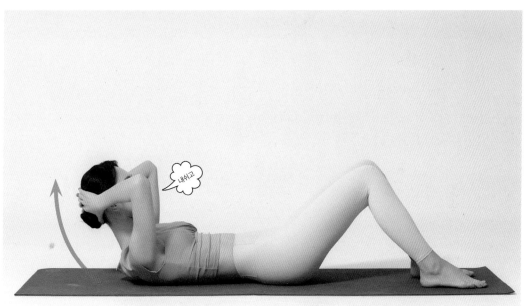

내쉬고

NG

양손으로 목을 앞으로 밀어내지 않도록 주의해요. 허리가 바닥에 짓눌릴 정도로 반동을 주면 아플 수 있어요.

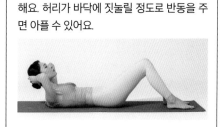

1 양쪽 갈비뼈를 가운데로 모아 배꼽 방향으로 당긴다는 느낌으로 천천히 머리부터 어깨, 등 순서대로 들어 올려요. 이때 허리는 단단히 고정한 채 양쪽 갈비뼈를 닫는 힘과 팔꿈치를 들어 올리는 힘을 사용해 상체를 들어 올려야 하며, 턱은 당기고 시선은 자연스럽게 무릎 사이를 향하면 됩니다.

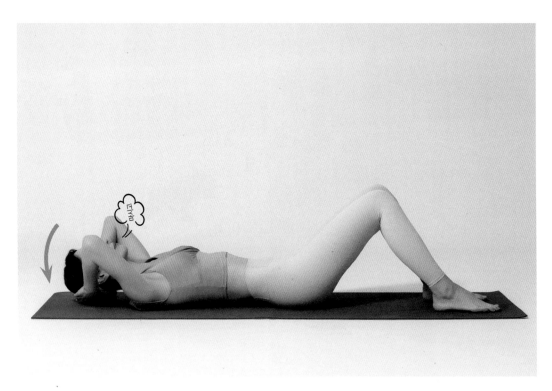

2 등부터 어깨, 머리 순서로 바닥에 내려둔 뒤 어깨의 힘을 풀어줘요. 총 4회 3세트 반복합니다.

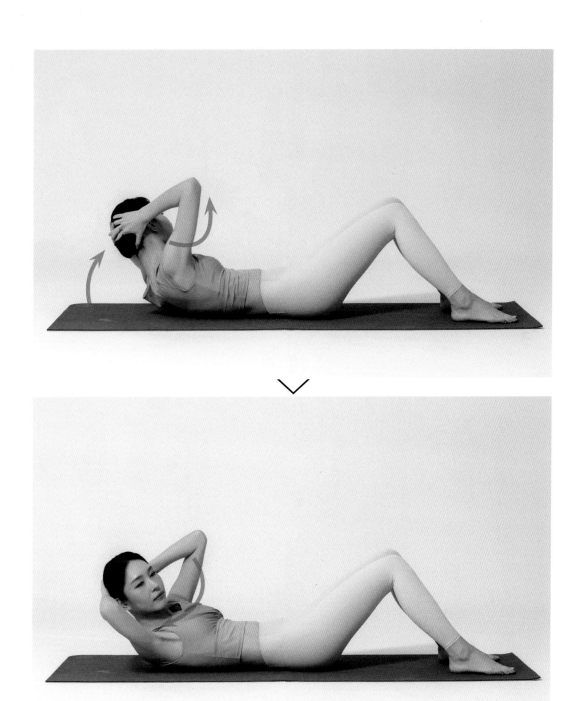

3 그런 다음 머리부터 어깨, 등 순서로 바닥에서 들어 올린 뒤 상체를 천천히 왼쪽으로 돌렸다가 정면으로 돌아오고, 등을 바닥으로 내려놓습니다. 반대쪽도 같은 방법으로 실시한 뒤 양쪽 방향으로 번갈아가며 총 4회 3세트 반복합니다.

03

어깨 바로 세우기

BIG 7 LIST

LEVEL 1 어깨 앞쪽 누르며 팔 사선으로 올리기

LEVEL 2 벽 짚고 서서 상체 돌리기

LEVEL 3 상체 숙여 팔과 함께 옆으로 밀기

LEVEL 4 팔 들어 올렸다가 옆으로 내리기

LEVEL 5 어깨 뒤로 보내 손목 젖히기

LEVEL 6 팔 구부려 뒤로 보내며 위팔뼈 회전하기

LEVEL 7 체중 지탱하며 팔 올렸다 내리기

굽은 어깨가
좌우 정렬을 망가뜨린다

거울 앞에 한 번 서 보세요. 정면으로 봤을 때 한쪽 어깨가 으쓱 올라가 있진 않나요? 또는 한쪽 어깨 끝이 힘없이 처져 있진 않나요? 대개 이런 분들은 어깨 위쪽 승모근 부분이 볼록하게 튀어나와 있습니다. 구부정한 자세를 지속해 어깨가 말리면서 승모근이 긴장한 채 단단하게 뭉쳤기 때문이에요. 그러면 가방끈이나 옷이 자꾸 한쪽으로 내려가는 일이 허다하죠.

우리가 일상생활에서 취하는 자세는 주로 팔을 앞으로 가져가거나 안쪽으로 돌리는 동작이에요. 컴퓨터 앞에서 마우스를 움직이거나 스마트폰을 사용하는 모습만 봐도 그렇죠. 이런 자세는 어깨를 앞으로 말리게 만들어요. 흔히 말하는 라운드 숄더Rounded Shoulder, 즉 말린 어깨입니다. 라운드 숄더가 심해지면 우리 몸은 어떻게 달라질까요? 어깨 주변의 정렬이 서서히 무너지고 특정 근육에 스트레스가 생깁니다. 미관상으로도 좋지 않을뿐더러 팔을 머리 위로 들어 올릴 때 어깨에서 뜨끔하고 부딪히는 통증이 발생하죠.

만약 운동을 할 때 원하는 만큼 팔이 잘 올라가지 않거나 한쪽 어깨만 운동이 잘되고 자극이 더 온다면 라운드 숄더를 의심해봐야 합니다. 또 어깨 주변 근육이 짧아지면서 그 사이로 지나가는 신경들이 눌려 손이 저리는 증상이 생길 수도 있어요. 특별히 목디스크를 진단받지 않았는데도 말이죠. 손이 저리고 날개뼈 주변에 통증이 나타난다면 라운드 숄더로 인해 문제가 발생한 건지 반드시 체크해봐야 합니다. 더 심각한 문제는 증상이 어깨만으로 그치지 않는다는 거예요. 오른쪽 어깨를 많이 사용하면서 라운드 숄더가 생겼는데, 이 현상이 오래 지속될 경우 몸통 전체가 왼쪽으로 회전하는 증상이 나타날 수 있어요. 그러면 정면에서 어깨를 봤을 때 유독 한쪽 어깨가 좁아 보입니다. 우리 몸은 정교한 기계처럼 모든 근육이 연결되어 있어요. 따라서 이러한 보상작용이 나타나기 전에 미리 운동을 하거나 평소 잘못된 습관을 재정비해 라운드 숄더를 개선해야 합니다.

어깨가 말리다 못해
점점 아파지는 이유

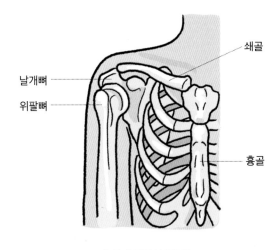

쇄골

날개뼈

위팔뼈

흉골

[어깨 관절의 구조]

어깨관절은 하체의 관절처럼 단단하거나 견고하지 않아요. 대신 무려 360도에 가까운 가동 범위를 지니며 다채로운 움직임이 가능하도록 섬세한 구조로 이루어져 있어요. 어깨는 하나의 뼈가 아닌 복합체Shoulder Complex입니다. 가슴 앞쪽의 흉골, 등의 날개뼈와 위팔뼈 그리고 쇄골이 연결된 부위를 의미하죠.

4개의 뼈 주변 그리고 각각의 뼈와 연결된 4개의 관절 주변에는 다양한 근육들이 자리해 있어요. 주로 어깨를 잡아주고 움직임을 만들어 내는 역할을 합니다. 그러나 한쪽 팔만 반복적으로 사용하거나 키보드, 마우스 등을 사용하느라 장시간 팔과 어깨를 앞쪽으로만 위치시키거나 또는 옆으로 오랫동안 누워 있으면 문제가 발생해요. 등 뒤쪽에 있어야 할 날개뼈가 점점 앞으로 이동하면서 기울어져 등에서 살짝 뜨게 됩니다. 또 팔뼈가 안쪽으로 회전하면서 소흉근, 광배근, 쇄골하근, 승모근 등 어깨와 쇄골, 등 근처에 있는 근육들의 길이와 힘에 불균형을 불러와요. 결국 이 4개 관절의 균형적인 움직임이 깨지면서 팔을 움직일 때마다 관절이 충돌해 통증이 나타납니다.

정상 어깨 VS 굽은 어깨

학생, 직장인, 어르신 할 것 없이 많은 이들의 어깨가 앞으로 말려 있어요. 성인 10명 중 3명은 라운드 숄더로 인해 어깨 통증까지 겪는다고 합니다. 심할 경우 어깨 충돌증후군, 회전근개파열 등의 질환으로 이어지기도 해요. 라운드 숄더가 나타나기 전에 또는 어깨가 많이 굽기 전에 자신의 어깨를 살펴봐야 하는 이유입니다. 자기 어깨가 정상인지 라운드 숄더인지 확인해보는 시간을 가져볼까요? 먼저 이상적인 어깨와 굽은 어깨의 모습은 다음과 같아요.

• 쇄골 기울기

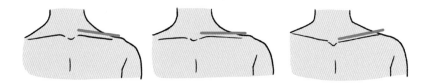

정면으로 서서 어깨를 봤을 때 위에서 가장 오른쪽 그림처럼 쇄골이 수평을 기준으로 5~10도 정도 살짝 위로 올라가야 이상적인 어깨의 모습입니다. 양쪽 또는 한쪽 쇄골이 이 각도보다 올라가 있거나 아래로 내려갈 경우 라운드 숄더를 의심해볼 수 있어요. 이때 양쪽 쇄골의 길이와 높이도 동일해야 해요. 따라서 '미인의 쇄골' 모습으로 자주 언급되는 일자 쇄골은 사실 어깨 건강에 좋지 않아요.

• 어깨 중심으로부터의 간격

옆으로 서서 어깨를 봤을 때 어깨 중심으로부터 어깨 앞쪽과 뒤쪽의 간격이 비슷해야 해요. 어깨 뒤쪽의 간격이 앞쪽보다 훨씬 넓다면 어깨가 앞쪽으로 말린 겁니다.

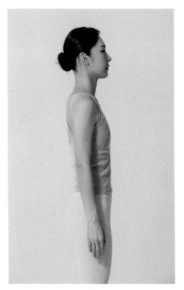 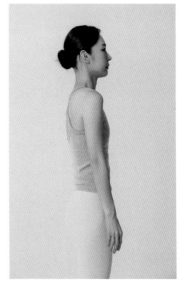

정상   말린 어깨

• 손등 방향

정면으로 서서 두 팔을 편안하게 내렸을 때 엄지손가락이 정면을 향하고, 손바닥이 몸 쪽을 향하면 이상적인 자세입니다. 하지만 양쪽 어깨라인은 거의 수평이라 하더라도 손등이 정면을 향하고 있다면 어깨와 함께 팔뼈가 앞쪽으로 회전한 상태라고 볼 수 있어요. 라운드 숄더를 의심해봐야 해요.

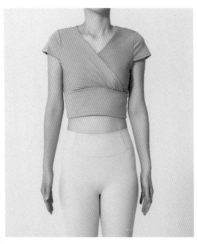 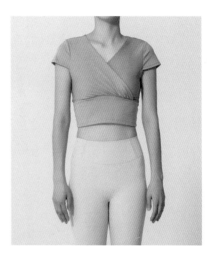

정상   말린 어깨

내 어깨는 라운드 숄더일까?

☐ 평소 어깨 위쪽과 등 뒤 날개뼈 주변에 통증이 있다.

☐ 등이 뻐근하고 등 근육에 담이 자주 결린다.

☐ 팔을 등 뒤쪽으로 가져가는 동작(등을 긁는 동작)을 하기 어렵다.

☐ 등을 대고 누웠을 때 한쪽 어깨만 바닥에서 뜨는 느낌이다.

☐ 팔을 높게 드는 것이 불편하거나 통증이 있다.

☐ 평소 자세가 구부정하다는 말을 많이 듣는다.

☐ 가슴이 답답하고 등을 펴는 방법을 잘 알지 못한다.

☑ 7개 중 3개 이상 해당된다면 당신은 라운드 숄더일 가능성이 높아요.
p.124의 동작부터 순차적으로 진행하세요.

어깨 운동을 위한 TIP!

• 강도와 속도

어깨는 다양한 관절로 이루어져 있기 때문에 어떤 방향으로 움직이는지 정확히 인지하면서 천천히 동작을 해야 효과적입니다. 움직이는 방향을 잘못 잡으면 다른 근육을 스트레칭하거나 강화할 수 있기 때문이지요. 운동의 순서는 오랜 시간 긴장된 상태를 유지하던 근육을 스트레칭으로 이완한 뒤 앞으로 기울어진 날개뼈를 등 뒤로 안전하게 위치시키는 교정 운동 순으로 진행할 거예요. 그런 다음 안쪽으로 말린 팔뼈를 제자리로 돌리고 코어근육과 연결하는 방법으로 강화 운동을 하면 운동효과를 더욱 높일 수 있답니다.

어깨 운동에서 무엇보다 중요한 건 강도예요. 기분 좋게 느껴지는 정도까지만 스트레칭을 해야 합니다. 어깨관절 앞쪽은 유연하면서 약하기 때문이죠. 시원한 느낌이 든다고 해서 어깨를 너무 과하게 젖히거나 앞으로 팅기듯이 반동을 주면 어깨 앞쪽의 힘줄과 인대가 다칠 수 있으니 주의해요.

• 라운드 숄더 교정 시 중요 포인트

사실 어깨는 위에서 아래로 내려다봤을 때 약간 라운드 모양으로 되어 있어요. 몸통, 즉 둥근 흉곽 위에 날개뼈가 붙어 있기 때문에 어깨도 수평이 아닌 살짝 둥근 모양이지요. 문제는 라운드 숄더를 펴기 위해 어깨를 정상 범위보다 과도하게 뒤쪽으로 당길 경우에 발생합니다. 어떤 경우에 이런 문제가 나타날까요?

어깨가 너무 뒤쪽으로 당겨진다면

"가슴을 펴세요!"라는 말을 듣고 어깨를 뒤쪽으로 쭉 당겨본 경험이 있을 거예요. 그런데 목과 등을 구부정한 상태 그대로 두고 어깨만 뒤로 펴면 날개뼈가 오히려 정상 범위보다 더 뒤쪽으로 당겨집니다. 이를 막기 위해서는 목과 등을 바로 세워 척추를 정렬한 뒤에 어깨 운동을 진행해야 해요. 따라서 앞으로 진행할 운동에선 앉은키가 커지는 느낌, 목이 길어지는 듯한 느낌을 살려 척추를 바로 세울 수 있도록 안내할게요.

날개뼈가 제위치를 벗어났다면

"말린 어깨를 펴려면 등 운동을 해야 해요"라는 말을 많이 들어보셨을 거예요. 맞습니다. 더 구체적으로 말하면 등 운동을 통해 날개뼈를 등의 제자리에 위치시켜야 한다는 말이에요. 날개뼈의 정렬을 바로잡지 못한 상태, 즉 날개뼈가 등의 제자리에 잘 붙어 있지 않은 상태에서 어깨 운동을 하면 팔뼈가 앞쪽으로 밀려 나가면서 어깨 앞쪽에 통증이 나타나거나 라운드 숄더를 더 심하게 만들 수 있습니다. 따라서 교정 운동에서도 날개뼈를 등 뒤쪽에 위치시키는 운동을 먼저 진행한 뒤 말린 팔뼈를 제자리에 돌려놓는 운동 순서로 진행할 거예요. 그래야 안정성과 운동의 효율을 높일 수 있어요.

어깨 앞쪽 누르며 팔 사선으로 올리기

난이도
★★

횟수
4회 × 3세트

겨드랑이 주변 근육과 소흉근의 긴장을 풀고, 팔과 손의 저림 증상을 개선합니다.

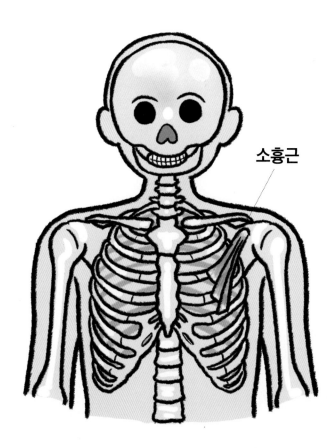

소흉근

라운드 숄더의 가장 큰 원인은 날개뼈가 제자리를 지키지 못하고 등에서 뜨는 거예요. 이때 날개뼈를 불안정하게 만드는 주범이 바로 소흉근입니다. 가슴에서 겨드랑이 쪽으로 이어지는 소흉근의 정상적인 길이를 회복시켜야 날개뼈가 앞으로 이동하고 기울어지는 현상을 막고 라운드 숄더를 개선할 수 있습니다.

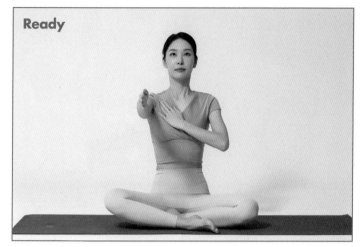

Ready

편안한 자세로 앉아 앉은키가 커진다는 느낌으로 꼬리뼈부터 정수리까지 당겨 척추를 바로 세워요. 오른팔은 앞으로 들어 올려 쭉 뻗어두고, 엄지와 새끼손가락을 제외한 왼손 세 손가락 끝으로 오른쪽 가슴 위쪽 근육을 살짝 눌러요.

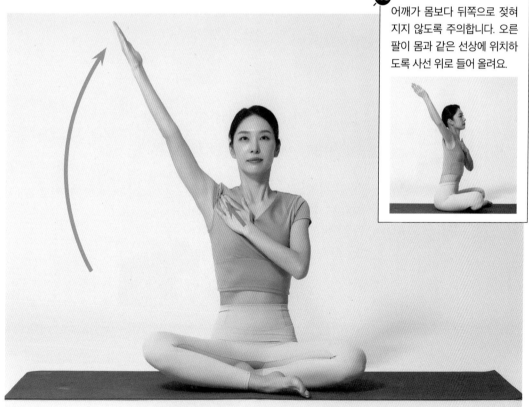

NG 어깨가 몸보다 뒤쪽으로 젖혀지지 않도록 주의합니다. 오른팔이 몸과 같은 선상에 위치하도록 사선 위로 들어 올려요.

1 오른팔을 천장 사선 방향으로 들어 올려요. 동시에 왼쪽 손끝으로 누른 가슴 근육을 같은 방향으로 쓸어 올립니다.

TIP 오른팔을 들어 올릴 때 반대쪽 손끝의 힘으로 가슴부터 어깨 앞쪽까지 쓸어 올리면 어깨 앞쪽의 깊은 곳, 답답했던 부분이 시원하게 풀립니다.

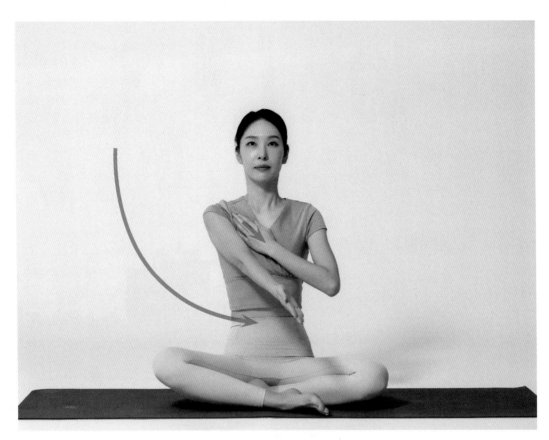

2 오른팔을 왼쪽 사선 아래 방향으로 뻗어주세요. 동시에 왼쪽 손끝으로 누른 가슴 근육을 같은 방향으로 쓸어내립니다. 총 4회 3세트 반복한 뒤에 같은 방법으로 반대쪽 팔도 진행하세요.

TIP 오른팔을 아래로 뻗을 때는 오른쪽 손날로 공기를 가르듯이 천천히 움직이세요.

쇄골하근 풀어주기

오른팔을 사선이 아니라 옆으로 열어주면 쇄골 아래 근육인 쇄골하근을 풀어줄 수 있어요. 쇄골에서 갈비뼈까지 가로로 길게 붙어 있는 쇄골하근은 어깨의 움직임과 정렬에 중요한 역할을 합니다. 과도하게 긴장된 쇄골하근을 풀면 라운드 숄더뿐 아니라 어깨와 쇄골 비대칭도 개선할 수 있어요.

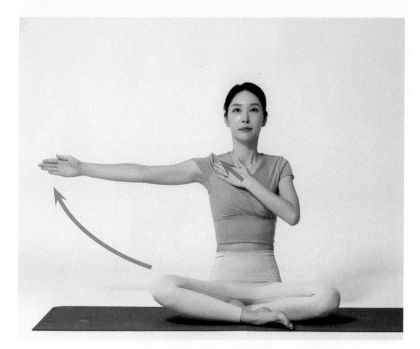

1

앉은 자세에서 오른팔을 앞으로 들어 올린 후 옆으로 천천히 열어주면서 왼손 세 손가락으로 쇄골하근을 팔 방향(오른쪽)인 가로로 천천히 누르며 쓸어요.

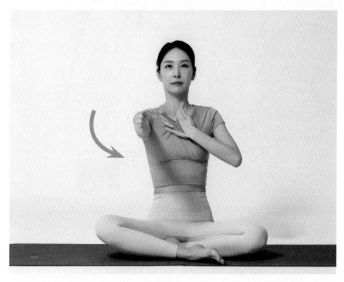

2

다시 오른팔을 몸 앞으로 가져오면서 왼손으로 쇄골하근을 어깨에서 몸 쪽으로 천천히 누르며 쓸어요.
TIP 마치 책을 펼쳤다가 천천히 닫는 느낌으로 오른팔을 움직이고, 팔을 열고 닫는 속도에 맞추어 쇄골 아래쪽을 가볍게 압력을 주어 쓸어요. 그러면 쇄골 아래 깊은 곳, 답답했던 부분이 시원하게 풀리는 느낌이 날 겁니다.

벽 짚고 서서 상체 돌리기

난이도
★★

횟수
10초 × 3세트

단축된 상완이두근을 이완하고, 날개뼈가 앞쪽으로 이동하고
기울어진 증상을 바로잡습니다.

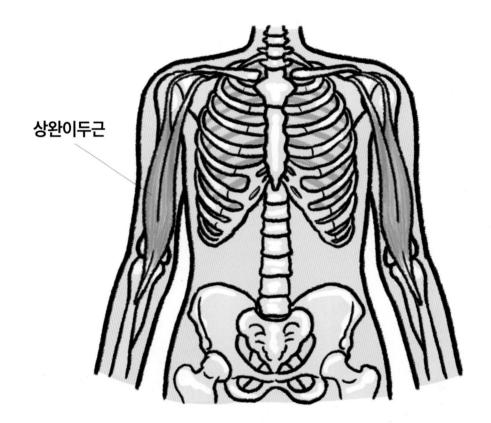

상완이두근

우리가 흔히 말하는 '알통'이 상완이두근이에요. 위팔의 앞면에 위치하는 근육으로, 팔을 들어 올리고 안
팎으로 회전시키는 역할을 합니다. 상완이두근이 단축되면 어깨가 축 처져 보이고 점점 앞으로 말려요.
이 동작을 통해 상완이두근을 이완하여 팔과 어깨를 통증 없이 들어 올릴 수 있어요.

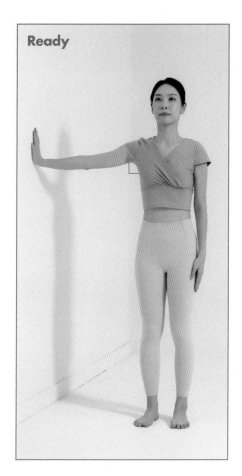

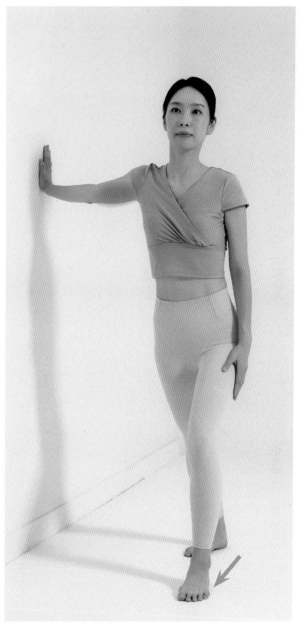

Ready

몸 오른쪽에 벽을 두고 바르게 섭니다. 오른팔을
어깨 높이로 들어 손바닥으로 벽을 짚어요. 이때
오른팔과 상체가 90도가 되도록 만들어 주세요.

1 왼쪽 다리를 한발 앞으로 디딘 후 무릎을 살짝 구부려요. 이
때 오른쪽 팔꿈치는 편 상태를 유지해야 합니다. 자연스럽
게 상체가 앞으로 이동하면서 팔뚝 앞쪽 근육이 이완되는
것이 느껴질 거예요.

TIP 팔뚝 앞쪽부터 어깨 앞쪽을 쭉 늘인다고 상상하며 동작
해요.

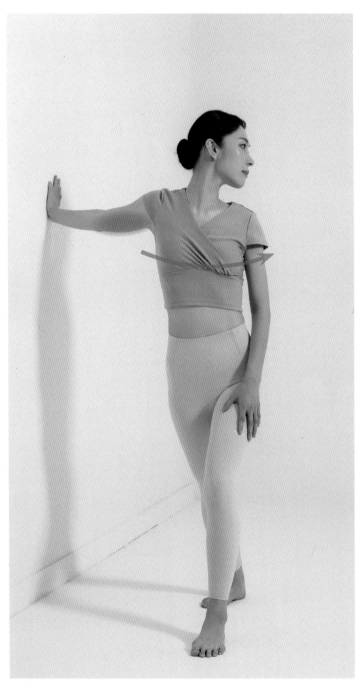

2

그런 다음 상체를 왼쪽으로 돌려 가슴 앞쪽 근육을 열어주세요. 팔뚝 앞쪽 근육이 더 많이 이완되는 것을 느끼면서 10초간 천천히 호흡했다가 제자리로 돌아옵니다.

NG 팔꿈치가 구부려지면 근육이 이완되는 게 잘 느껴지지 않아요. 반드시 팔꿈치를 편 상태로 동작을 진행해야 합니다. 또 어깨가 으쓱하거나 앞쪽으로 기울어지지 않도록 최대한 펴요.

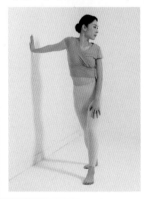

상체 숙여 팔과 함께 옆으로 밀기

난이도
★★★

횟수
10초 × 3세트

짧아진 광배근을 회복시켜 어깨와 팔뼈가 안쪽으로 회전하는 움직임을 개선하는 동작입니다.

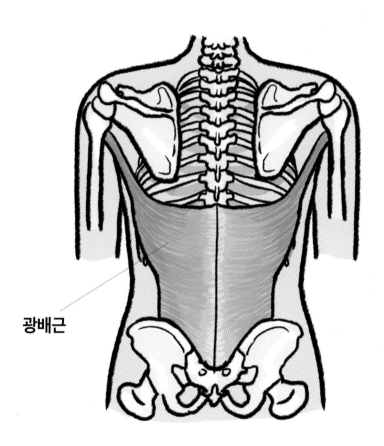

광배근

광배근은 등에서 가장 넓은 부분을 차지하는 큰 삼각형 모양의 근육으로, 경직되면 등이 앞으로 굽고 어깨가 삐뚤어져요. 어깨가 한쪽으로 내려가 있거나, 정면으로 서서 두 팔을 편안히 늘어뜨렸을 때 손등이 정면을 향했던 이유가 바로 광배근이 단축되었기 때문입니다. 본 동작을 통해 갈비뼈 사이사이를 열어 광배근을 이완시켜 볼게요.

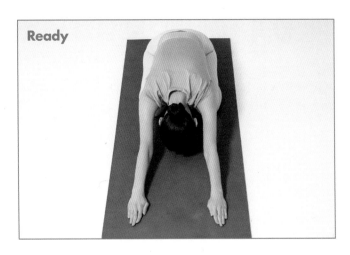

무릎 꿇고 앉아서 상체를 깊숙이 숙이고, 양팔은 어깨너비 간격으로 쭉 뻗어 앞쪽 바닥에 댑니다. 엉덩이와 발뒤꿈치가 닿도록 완전히 앉아주세요.

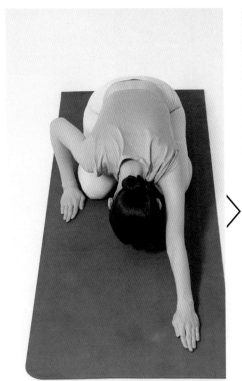

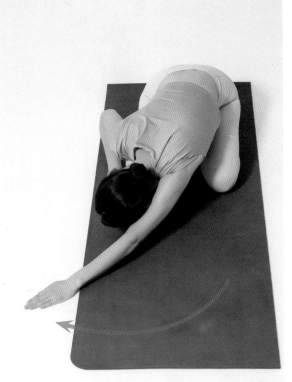

1 오른쪽 팔꿈치를 접어 오른쪽 무릎 위쪽 바닥을 짚고, 왼손은 그대로 오른쪽 사선 방향으로 뻗어주세요.

TIP 왼쪽 골반부터 손끝까지 큰 활시위를 당긴다는 생각으로 동작합니다. 갈비뼈 사이사이를 넓게 열어 이완해요.

주의!
어깨의 불편감이 느껴지지 않을 정도까지만 왼팔을 오른쪽으로 밀어요.

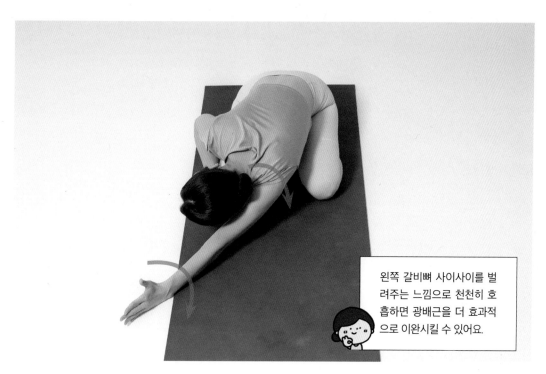

2 그런 다음 왼쪽 엄지손가락을 천장 방향으로 세워요. 상체가 좀 더 회전되면서 왼쪽 겨드랑이 부위가 바닥에 가
까이 밀착되어 광배근이 시원하게 늘어나는 것이 느껴질 거예요.
　TIP 갈비뼈 사이 간격을 벌린다는 느낌으로 천천히 호흡하면 광배근을 더 효과적으로 스트레칭할 수 있어요.

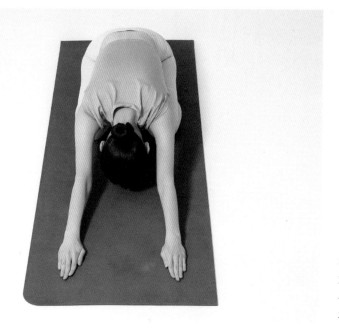

3

천천히 뻗은 팔과 상체를
제자리로 위치시키고 양팔
을 다시 앞으로 쭉 뻗어 호
흡을 가다듬어요.

팔 들어 올렸다가 옆으로 내리기

난이도
★★★

횟수
8회 × 3세트

기울어진 날개뼈를 안전하게 등에 붙이고 어깨 통증 완화에 도움을 주는
운동입니다.

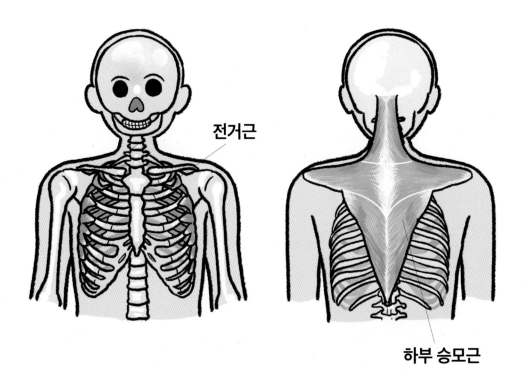

전거근

하부 승모근

몸 앞쪽으로 기울어진 날개뼈를 제자리인 등으로 돌려놓는 운동입니다. 동시에 등 근육인 하부 승모근
을 자극해 굽은 등을 펼 수 있어요. 라운드 숄더는 물론 날개뼈가 등에서 뜨는 익상견갑이 나타난 사람
에게 효과적입니다.

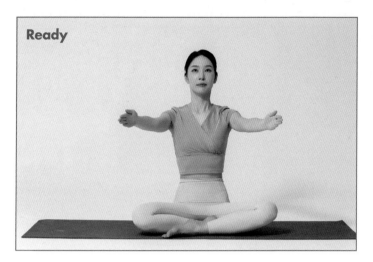

Ready

편안한 자세로 앉아 앉은키가 커진다는 느낌으로 꼬리뼈부터 정수리까지 당겨 척추를 바로 세워요. 양팔을 앞으로 쭉 뻗어 들어 올린 후 어깨너비보다 넓게 벌립니다. 본 동작 내내 호흡은 자연스럽고 편안하게 진행하면 됩니다.

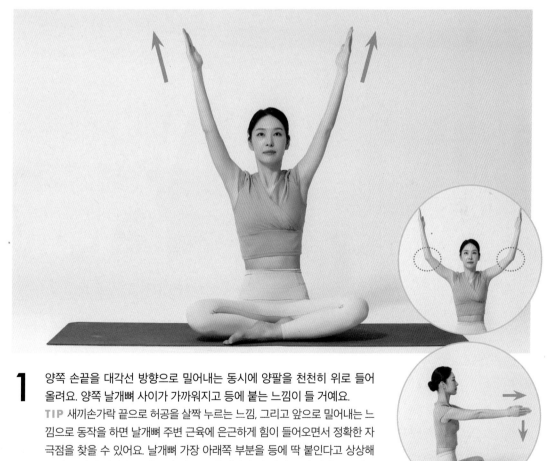

1 양쪽 손끝을 대각선 방향으로 밀어내는 동시에 양팔을 천천히 위로 들어 올려요. 양쪽 날개뼈 사이가 가까워지고 등에 붙는 느낌이 들 거예요.
　TIP 새끼손가락 끝으로 허공을 살짝 누르는 느낌, 그리고 앞으로 밀어내는 느낌으로 동작을 하면 날개뼈 주변 근육에 은근하게 힘이 들어오면서 정확한 자극점을 찾을 수 있어요. 날개뼈 가장 아래쪽 부분을 등에 딱 붙인다고 상상해 보세요. 만약 양팔을 들어 올릴 때 통증이 있다면 팔 사이를 더 벌려 큰 V자를 만들거나 팔꿈치를 살짝 구부려 W자 모양을 만들어도 좋아요.

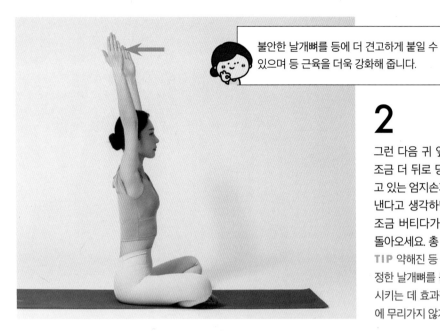

불안한 날개뼈를 등에 더 견고하게 붙일 수 있으며 등 근육을 더욱 강화해 줍니다.

2

그런 다음 귀 옆에 가까워진 양팔을 조금 더 뒤로 당겨줍니다. 뒤를 향하고 있는 엄지손가락을 1cm 뒤로 밀어 낸다고 생각하면 됩니다. 그 상태로 조금 버티다가 힘을 풀어 제자리로 돌아오세요. 총 4회 반복합니다.

TIP 약해진 등 근육을 강화하고, 불안정한 날개뼈를 등에 더 견고하게 위치시키는 데 효과적인 동작입니다. 관절에 무리가지 않게 천천히 동작하세요.

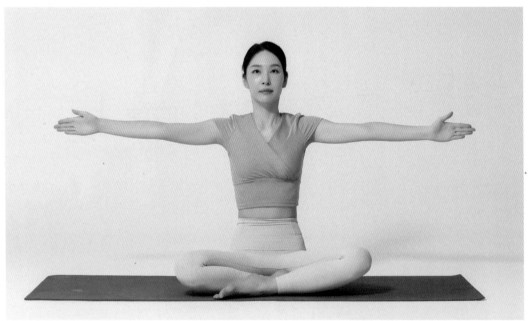

3
양쪽 손바닥이 정면을 보도록 돌리고 동시에 양옆으로 내려서 좌우로 넓게 뻗어줍니다. 동작 내내 앉은키가 커진다는 느낌을 유지하며 척추를 바로 세워야 해요. 양팔을 위로 뻗었다가 옆으로 내리는 동작을 총 8회 3세트 천천히 반복합니다.

TIP 동작 내내 양쪽 손끝은 바깥 방향으로 계속해서 뻗어나가도록 해야 합니다. 그래야 양팔을 움직이는 동안에 날개뼈 주변 근육들이 효율적으로 사용돼요.

어깨 뒤로 보내 손목 젖히기

난이도
★★★

횟수
8회 × 3세트

날개뼈와 팔뼈를 제자리로 돌리고 어깨와 등의 뻐근함을 없애주는 운동입니다.

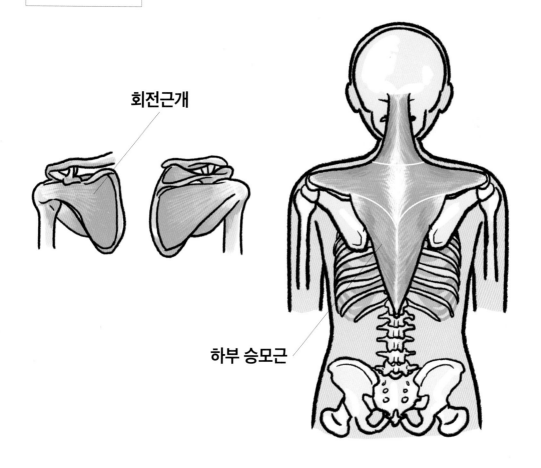

회전근개

하부 승모근

둥글게 말린 어깨를 펴려면 앞으로 기울어진 날개뼈와 몸 쪽으로 회전된 팔뼈를 제자리로 보내야 합니다. 본 동작은 어깨와 날개뼈 뒤쪽을 잡아주는 회전근개 근육과 하부 승모근을 강화하여 어깨를 펴고 견갑골의 움직임을 부드럽게 만드는 데 도움을 줍니다.

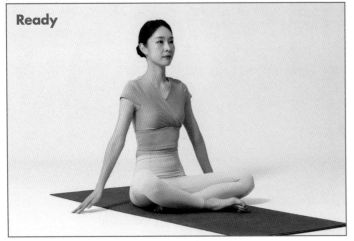

편안한 자세로 앉아 앉은키가 커진다는 느낌으로 꼬리뼈부터 정수리까지 당겨 척추를 바로 세워요. 양팔은 쭉 뻗어 몸 옆으로 넓게 벌려 바닥에 살짝 얹어 둡니다.

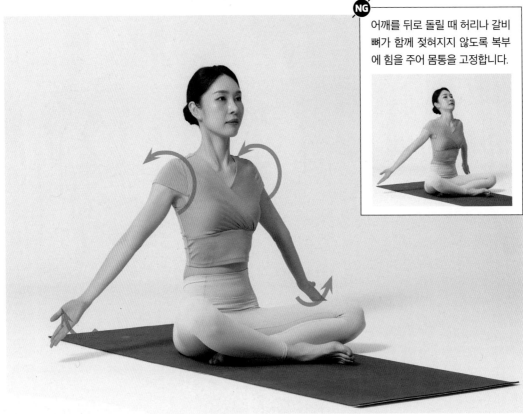

NG 어깨를 뒤로 돌릴 때 허리나 갈비뼈가 함께 젖혀지지 않도록 복부에 힘을 주어 몸통을 고정합니다.

1 양쪽 어깨를 바깥쪽으로 회전시켜요. 동시에 양쪽 손바닥이 위쪽을 바라보게 되고, 앞쪽으로 기울어진 날개뼈가 제자리로 돌아갈 거예요.

TIP 어깨와 겨드랑이 뒤쪽, 팔뚝 뒤쪽까지 골고루 힘이 들어가 말린 어깨가 활짝 열립니다.

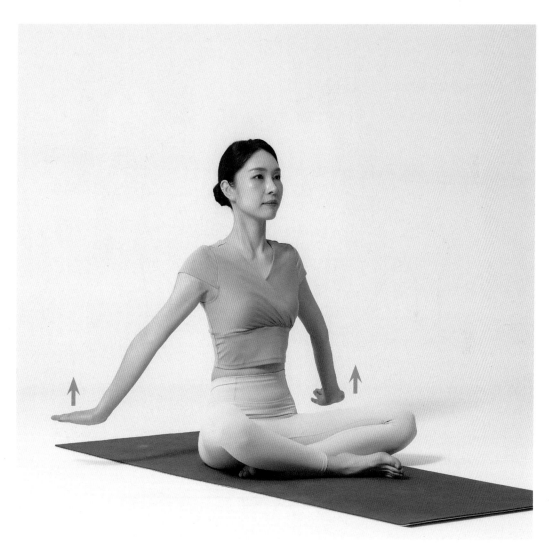

2 어깨를 바깥쪽으로 열어둔 상태에서 손끝을 몸 쪽으로 당겼다가 제자리로 돌아갑니다. 어깨 앞쪽부터 손목까지 연결되는 근막들을 길게 늘이는 동작입니다.

TIP 동작 시 손에 저린 느낌이 든다면 생략해도 좋아요.

팔 구부려 뒤로 보내며 위팔뼈 회전하기

난이도
★★★

횟수
8회 × 3세트

앞으로 말린 위팔뼈를 제자리로 돌리고 어깨관절을 둘러싼 회전근개를 강화하는 운동입니다.

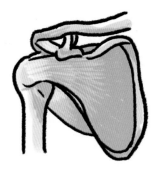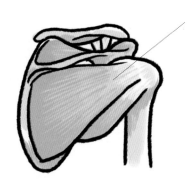

회전근개

 4개의 근육으로 이루어진 회전근개는 어깨관절의 안정성을 유지합니다. 본 동작은 어깨의 코어근육인 회전근개를 강화하여 오십견 등 다양한 어깨 문제를 지닌 사람에게 도움이 됩니다. 어깨 앞쪽 근육이 펴지면서 겨드랑이 뒤쪽 근육과 등 근육까지 이완할 수 있습니다.

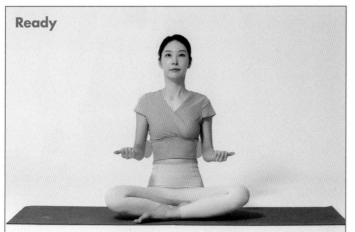

편안한 자세로 앉아 앉은키가 커진다는 느낌으로 꼬리뼈부터 정수리까지 당겨 척추를 바로 세워요. 옆구리에 주먹 하나 들어갈 정도의 간격을 띈 후 팔꿈치를 접어 두고, 가볍게 주먹 쥐어요. 이때 손바닥은 천장을 보게 둡니다.

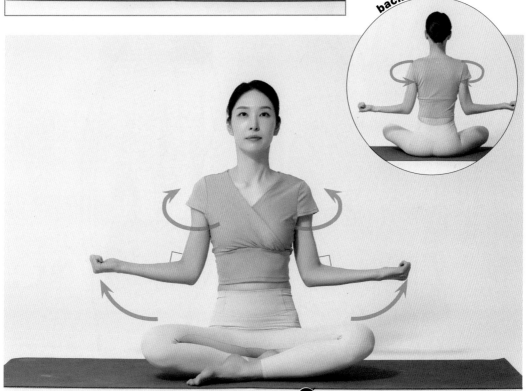

back

1 양쪽 엄지손가락을 좌우로 넓게 열었다가 천천히 제자리로 돌아옵니다.

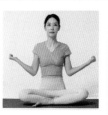

NG 팔꿈치를 구부리거나 손목을 움직이지 않도록 신경 써요. 팔꿈치의 각도를 90도로 유지해야 원하는 부위에 힘이 더 들어옵니다.

체중 지탱하며 팔 올렸다 내리기

난이도
★★★★

횟수
8회 × 3세트

코어 근육과 등 근육, 어깨 근육을 동시에 강화할 수 있습니다.

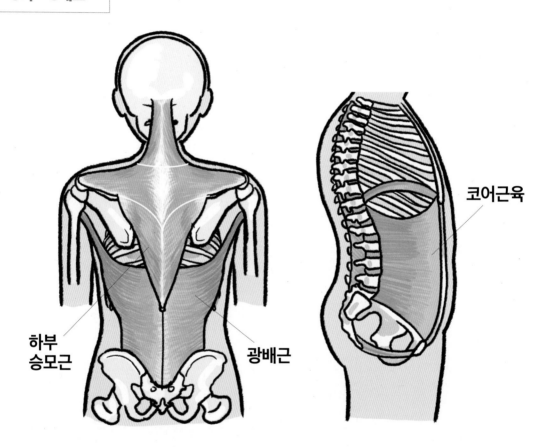

코어근육

하부
승모근

광배근

어깨와 코어근육을 연결하여 운동의 효과를 오래 지속하도록 돕는 동작입니다. 어깨를 활짝 연 상태로 팔을 움직임으로써 가슴 앞쪽의 불필요한 긴장감을 줄이고 어깨 관절과 팔의 부드러운 움직임을 만들 수 있습니다.

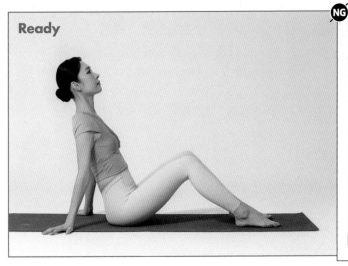

Ready

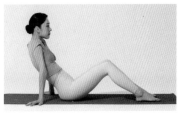

체중을 지지한 두 팔의 팔꿈치가 과도하게 젖혀지지 않도록 주의합니다. 팔꿈치를 젖혀서 체중을 지지하면 부상의 위험이 있기 때문에 팔꿈치는 살짝 구부리고, 등 근육과 두 다리의 힘으로만 체중을 지탱합니다. 동작을 할 때 손목이 불편하면 주먹을 쥔 채 바닥을 밀어내도 좋아요.

바닥에 앉아 양쪽 무릎을 골반너비로 벌려 살짝만 세우고, 양손은 등 뒤 바닥을 짚습니다. 양손의 간격은 어깨너비 정도로 벌려주세요. 시선은 자연스럽게 사선 위를 바라보게 두고, 꼬리부터 정수리까지 일직선이 되도록 복부에 힘을 주고 등을 반듯하게 세워요.

TIP 양쪽 날개뼈를 살짝 모아 그 힘으로 어깨 앞면을 열어주세요. 양쪽 발바닥으로 바닥을 밀어내면 등 뒤쪽과 다리 뒤쪽에 힘이 들어가는데, 그 상태를 유지한 채 동작하면 운동 효과가 높아집니다.

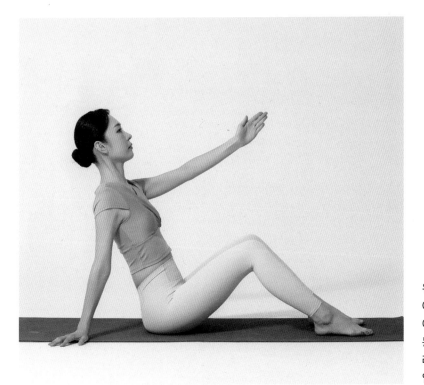

1

왼팔을 천천히 앞으로 들어 올렸다가 내려요. 코어에 단단히 힘을 준 상태로 동작하면서 자세가 흐트러지지 않게 천천히 움직입니다.

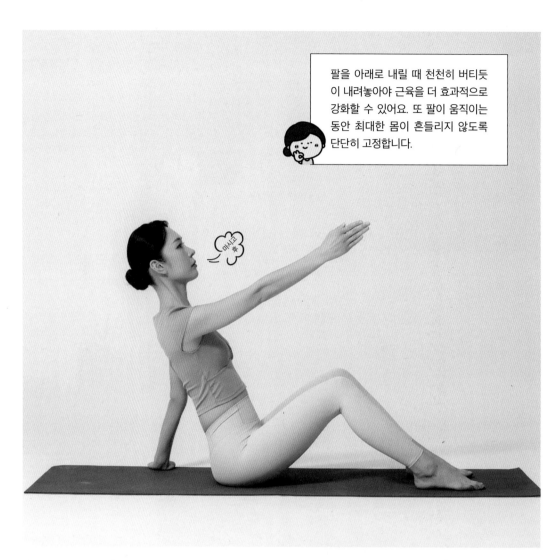

마시고 후

2 반대쪽 팔도 같은 방법으로 진행합니다. 양쪽 번갈아가며 총 4회 3세트 반복해요.

TIP 꼬리뼈부터 정수리까지 하나의 막대라 생각하고 이 막대를 사선 모양으로 유지하며 동작하세요.

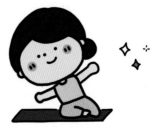

올바르게 눕는 자세 익히기

거북 목, 일자 목, 라운드 숄더 등을 개선하려면 앉는 자세만큼 눕는 자세도 제대로 익혀야 합니다. 잠을 자는 동안 최소 5시간에서 최대 7~8시간 같은 자세를 취하기 때문이죠. 하지만 많은 사람이 잘못된 방법으로 눕고 있어요.

숙면을 망치는 대표적인 자세

자고 일어났는데 목이 돌아가지 않아 깜짝 놀란 적이 있나요? 어깨와 허리가 아팠던 경험은요? 다른 원인도 있겠지만, 눕는 자세가 잘못되었을 가능성이 매우 높아요. 만약 잠을 잘 때 엎드리거나 양팔을 위로 들어 올리는 사람이 있다면 주목하세요. 두 자세는 우리 몸의 불균형을 만드는 '나쁜 수면 자세 best 2'에 해당합니다. 왜 두 자세를 피해야 하는지 조금 더 자세히 알아볼게요.

· 엎드려 자기

장시간 엎드린 자세로 잘 경우 중력으로 인해 허리 부분이 바닥으로 많이 눌리게 됩니다. 고개를 한쪽으로 돌려야 하기 때문에 목뿐 아니라 등과 허리에 회전력이 가해지면서 척추나 근육에 비대칭적인 손상을 줄 수 있어요. 또 엎드린 자세는 안압을 상승시켜 각막 손상까지 일으킬 수 있으니 이 자세는 반드시 피해요.

· 양팔을 위로 들고 자기

일명 '만세' 자세로 자는 사람들이 많은데요. 팔을 위로 들면 당장은 가슴 앞쪽이 펴지면서 시원한 느낌이 들지만, 시간이 길어지면 어깨와 목 주변 근육이 긴장하게 됩니다. 그러면 근육 사이를 지나가는 혈관과 신경이 압박되어 팔이 저리거나 순환장애가 생길 수 있어요.

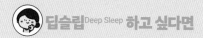 딥슬립 Deep Sleep **하고 싶다면**

제대로 휴식하려면 깊은 잠에 들어야 해요. 그러려면 바르게 누워야 합니다. 올바른 수면 자세에서 가장 중요한 포인트는 각 관절의 중립 자세를 만드는 거예요. 중립 자세란 우리 몸의 가장 이상적인 바른 자세로, 목이 한쪽으로 돌아가거나 골반이 한쪽으로 틀어지지 않도록 자세를 잡아주는 것이지요. 우리가 가장 자주 취하는 두 가지 자세, 즉 천장을 보고 눕는 자세와 옆으로 눕는 자세를 예로 들어 가장 편하게 휴식하고 꿀잠 잘 수 있는 방법을 알려드릴게요.

· 천장을 보고 누운 자세

이 자세에선 조금 낮은 베개를 베는 것이 좋습니다. 베개가 너무 높으면 목이 몸보다 앞으로 나오거나 오히려 목의 커브가 사라지는 일자 목이 될 수 있어요. 양팔은 몸 옆에 편안하게 두고, 두 다리는 쭉 펴기보다 무릎 뒤에 낮은 쿠션을 대서 무릎을 살짝 구부려요. 그래야 허리가 바닥에서 과하게 뜨지 않고 무릎도 편안한 수면 자세를 만들 수 있답니다. 허리가 바닥에서 많이 뜨면 허리 통증이 생길 수 있어요.

· 옆으로 누운 자세

옆으로 누웠을 때 목이 한쪽으로 떨어지거나 기울어지지 않도록 어깨너비 정도 크기의 베개를 사용하는 게 좋아요. 양쪽 다리 사이에 베개를 두면 골반이 한쪽으로 틀어지는 것을 막을 수 있습니다. 목이 앞으로 나가거나 등이 너무 구부정하지 않도록 자세를 잡는 것도 중요해요. 바닥에 닿는 어깨가 장시간 눌리면 라운드 숄더가 되거나 통증이 나타날 수 있기 때문에 상체를 살짝 뒤쪽으로 회전해 어깨관절이 직접적으로 눌리지 않도록 해야 합니다. 이때 등 뒤에 베개를 두어 상체를 받쳐주면 더 편안하게 옆으로 눕는 자세를 만들 수 있습니다.

PLUS STRETCHING 구부정한 척추 펴기

자는 동안 굳어 있던 척추를 펼 수 있는 스트레칭을 소개할게요. 몸을 부드럽게 깨우는 기지개 켜는 동작입니다. 자기 전 또는 기상 후에 따라해 보세요.

이 동작을 하면 척추 사이사이와 상하체 관절 사이사이에 가해지는 압박을 줄일 수 있어요.

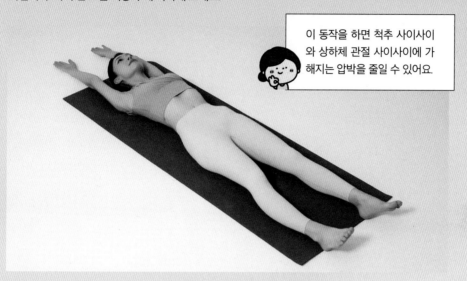

1 천장을 보고 누운 자세에서 양팔은 위로, 두 다리는 아래로 쭉 뻗어요.

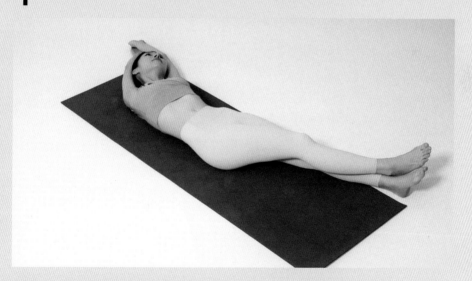

2 두 손바닥은 맞대고 두 발을 교차한 후 양팔과 두 다리를 왼쪽으로 길게 밀어줍니다. 그러면 발끝에서부터 오른쪽 옆구리, 겨드랑이까지 시원하게 늘어날 거예요. 그 상태로 3회 깊게 호흡한 뒤 천천히 양팔과 상체를 세워요. 이 동작을 4~8회 반복해요.

04

허리 바로 세우기

BIG 7 LIST

앉는 자세가 허리를 망친다

하루에 몇 시간 정도 앉아 있나요? 업무시간은 물론 출퇴근 시 버스와 전철에서도 앉아 있을 거예요. 집에서도 TV를 볼 때 소파나 바닥에 앉아 있죠. 아마 깨어 있는 대부분의 시간을 앉아서 생활할 겁니다. 문제는 '앉는 자세'가 허리 건강에 가장 좋지 않다는 거예요. 허리 통증은 성인의 80%가 경험할 정도로 흔한 증상인데요. 특별한 질환이 없는데도 젊은 나이에 허리 통증을 앓고 있다면 대부분 '잘못 앉아 있는 자세'가 원인입니다.

사람의 척추는 직립보행을 하면서 중력에 대한 몸의 무게를 분산해야 하는 역할을 담당하게 되었어요. 특히 허리는 체중을 가장 많이 견뎌야 하는 부위인 만큼 손상이 많이 발생합니다. 다행히 중력에 대한 압력을 최소화하기 위해 척추는 일자가 아닌 S자 곡선으로 되어 있어요. 하지만 평소 잘못 앉아 있는 습관이 반복되어 정상적인 S자 곡선이 무너지면 허리를 잡아주는 근육들이 약해지고, 심할 경우 허리 디스크와 같은 퇴행성 질환으로 이어질 수 있습니다. 그러면 극심한 허리 통증과 함께 다리 저림이나 감각 이상이 발생합니다. 이를 막으려면 일상생활에서 취하는 잘못된 자세를 교정해야 할 뿐 아니라 약해진 코어근육을 하루빨리 강화해야 해요.

허리 건강의 핵심은 코어근육이다

허리뼈(요추)는 우리 몸의 하중을 가장 많이 받는 부위이기 때문에 다른 척추뼈인 경추, 흉추와 달리 넓고 단단한 추체(척추골을 구성하는 원통형 뼈)를 가지고 있습니다. 또 체중을 효율적으로 분산할 수 있도록 앞쪽으로 볼록한 커브 형태로 되어 있으며, 요추 사이사이에는 충격을 완화해주는 디스크(추간판)라는 구조물이 존재하지요. 그런데 지속적인 압박으로 허리의 근육이 약화하거나, 나쁜 자세로 인해 허리 커브가 과도하게 젖혀지고 일자로 변하는 경우 디스크가 찢어지거나 퇴화하면서 디스크협착증, 척추전방전위증 등과 같은 허리질환이 발생해요.

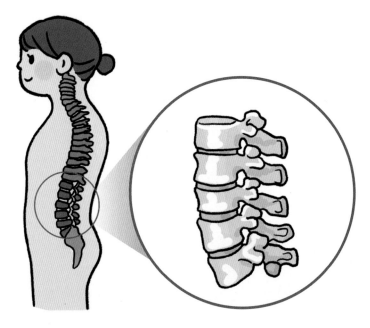

[요추의 구조]

요추는 단단하게 지지해야 할 몸의 중심부인 만큼 가장 깊은 곳에서 코르셋처럼 잡아주는 근육이 있는데, 이를 '코어근육^{Core Muscle}'이라고 합니다. 코어근육은 4개의 근육, 즉 복횡근, 다열근, 횡격막, 골반기저근을 통합해서 지칭하는 단어입니다. 몸통의 위아래, 앞뒤에 있는 심부 근육이 우리 허리를 복대처럼 잡아주는 것이지요. 4개의 코어근육이 상호작용하여 잘 연결될 때 몸통의 중심이 안정화되어 팔과 다리를 자유롭고 안정감 있게 움직일 수 있으며, 바른 자세를 유지하는 것은 물론 허리 통증도 완화됩니다.

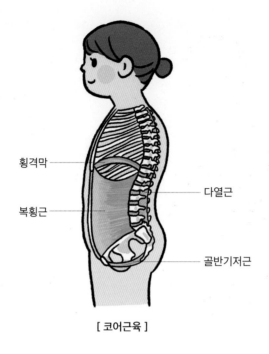

횡격막

다열근

복횡근

골반기저근

[코어근육]

코어근육만큼 중요한
엉덩이 근육

허리를 지지해주는 중요한 근육이 또 있습니다. 바로 '엉덩이 근육'이에요. 허리뼈
는 골반과 연결되기 위해 엉치뼈(천골)에 부착되어 있습니다. 다시 말해 허리뼈의
가장 밑바닥을 천골이 만들죠. 이때 골반을 안정화시켜주는 근육이 바로 엉덩이 근
육입니다. 이 근육 또한 자세에 영향을 크게 받아요. 오래 앉아 있거나 운동량이 부
족하면 골반과 허리뼈의 바닥인 엉덩이 근육이 매우 약해지고, 이는 허리 위쪽의
근육까지 불안정하게 만들죠.

뿐만 아니라 엉덩이 근육은 허리 뒤쪽과 연결되는 다이아몬드 모양의 흉요근막과
연결되어 있어 엉덩이 근육이 약해지면 허리 뒤쪽을 단단하게 잡아주는 힘도 약해
질 수밖에 없어요. 즉 엉덩이 근육을 강화해야 골반과 허리의 안정성을 확보할 수
있습니다.

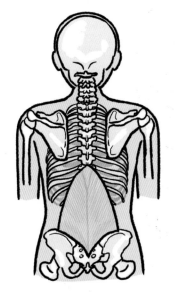

[흉요근막]   [엉덩이 근육]

나의 허리는 건강할까?

☐ 평소 3시간 이상 앉아 있거나 서 있다.

☐ 앉아 있거나 걸으면 허리가 아프다.

☐ 어떤 운동이든 하고 나면 허리가 뻐근하다.

☐ 다리를 꼬고 앉는 게 더 편하다.

☐ 운동을 하지 않은 지 오래됐다.

☐ 복근운동이 잘 안되고 허리만 아프다.

☐ 배에 힘주는 방법을 잘 모르겠다.

☐ 출산 경험이 있다.

☐ 허리를 숙이거나 젖힐 때 아프다.

☑ 9개 중 4개 이상 해당된다면 지금 당장 허리 관리를 시작해야 합니다.
p.158의 동작부터 순차적으로 진행하세요.

허리 운동을 위한 TIP!

• 강도와 속도

몸 깊숙이 자리한 코어근육을 강화하려면 코어를 사용하는 느낌을 먼저 익혀야 해요. 그런 다음 체중을 들어 올리는 운동이나 복압을 올리는 운동처럼 강한 운동을 진행해야 안전하죠. 이런 운동들을 선행한 뒤 더 큰 근육을 강화할 때 플랭크 같은 강한 코어운동을 진행하는 것이 좋습니다. 이 챕터에서는 허리 근육과 디스크 사이사이에 가해졌던 압박을 먼저 줄인 후 코어근육과 엉덩이 근육을 호흡과 함께 강화해 볼게요. 그러고 나서 체중을 들어 올리거나, 팔과 다리를 움직이며 코어 밸런스를 잡을 수 있는 운동 순으로 진행해 봅시다.

심부 근육인 코어는 동작을 빠르게 여러 번 반복하는 방법으로 강화시킬 수 없습니다. 한 동작을 하더라도 호흡과 함께 천천히 코어근육에 힘이 들어오는 걸 계속 인지하면서 동작을 진행해 보세요.

• 허리 강화 운동 시 중요 포인트

정상적인 허리는 앞쪽으로 볼록한 C자형 커브로 되어 있기 때문에 운동 시 이 커브를 너무 짓누르거나 과도하게 젖혀지지 않도록 신경 써야 합니다. 커브가 무너지면 심부 코어근육이 활성화되지 않아요. 특히 팔과 다리를 움직이는 동작을 할 때 C자 커브가 흔들리지 않도록 잡아주는 것이 코어의 힘이라는 걸 기억하세요.

무엇보다 코어 강화 운동은 호흡과 함께 진행하는 게 중요합니다. 위쪽의 횡격막 근육이 지붕처럼 몸을 지탱하고 있기 때문이지요. 코로 숨을 들이마셨을 때 몸통 전체가 풍선처럼 골고루 부풀려지고, 입으로 내쉴 때 부풀려진 만큼 몸통이 코르셋처럼 수축해 심부 근육이 허리뼈를 부드럽게 잡아줄 수 있어야 합니다. 운동하면서 더 자세히 알려드릴게요.

우리 몸의 근육은 모두 연결되어 있기 때문에 다른 부위 관절의 움직임이 굳으면 허리의 움직임이 커질 수밖에 없어요. 이는 곧 허리 통증의 원인이 되기도 합니다.

특히 많은 움직임을 담당하는 관절이 굳어질 경우 문제는 더 커집니다. 예를 들어 허리 위쪽의 흉추는 상체의 다양한 활동만큼 다양한 움직임이 필요한 관절이에요. 허리 아래쪽에서 골반과 연결된 고관절은 다리의 다양한 움직임을 담당하죠. 이러한 흉추와 고관절이 굳어질 경우 허리의 움직임에 과부하가 걸리면서 통증이 발생할 수 있어요. 따라서 코어근육을 강화하기 전에 흉추와 고관절의 움직임을 회복하는 운동을 함께 진행해야 합니다. 그래야 더 효과적인 운동이 가능하겠지요?

누워서 허리뼈 사이사이 늘리기

난이도
★★

횟수
4회 × 3세트

전신의 혈액순환을 돕고 등과 어깨, 발목의 긴장을 풀어줍니다.

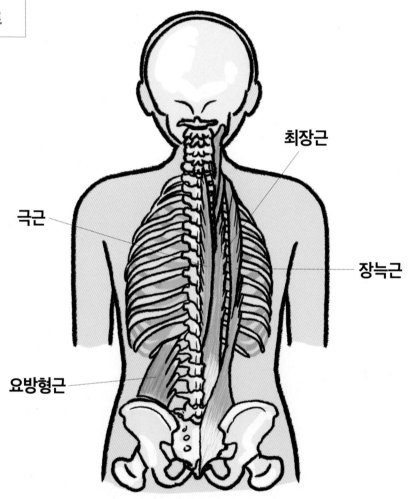

최장근

극근

장늑근

요방형근

오래 앉아 있거나 서 있는 자세로 좁아진 허리뼈(요추) 사이사이를 이완하는 동작입니다. 허리 강화 운동을 시작하기 전에 긴장된 척추와 주변 근육을 풀어줄 수 있습니다.

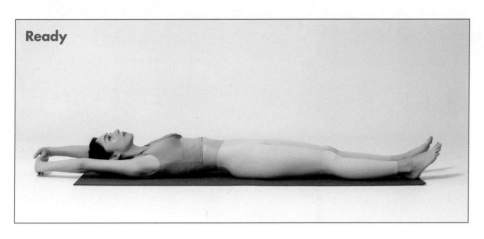

바닥에 등을 대고 누운 뒤 두 다리는 쭉 펴서 골반 너비로 벌려요. 양손은 깍지를 끼고 손바닥을 바깥쪽으로 뒤집습니다.

정수리는 위쪽으로, 꼬리뼈는 아래쪽으로 당겨진다고 상상해 보세요. 이렇게 인지하면서 동작을 하는 것만으로도 척추 사이사이를 더 효과적으로 늘릴 수 있어요.

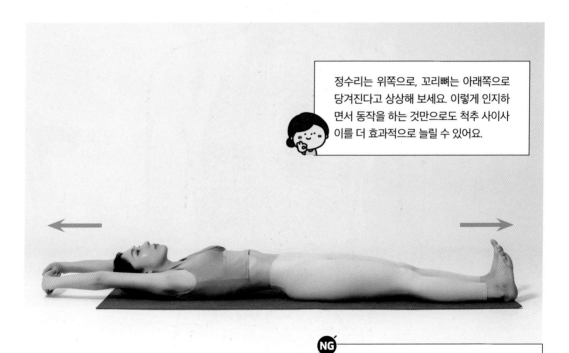

1 척추가 위아래로 길어지는 느낌이 들도록 양 손바닥은 머리 위쪽으로, 발뒤꿈치는 아래쪽으로 밀었다가 제자리로 돌아옵니다.
TIP 동작이 익숙해지면 양손바닥을 머리 위로 밀고 발뒤꿈치는 아래로 민 상태에서 5초간 호흡한 뒤 제자리로 돌아오는 동작을 4회 반복해요.

NG 이때 허리가 바닥에서 과도하게 들뜨지 않도록 주의합니다. 허리 뒤쪽으로 손등이 지나갈 정도로만 공간을 유지해요.

옆으로 누워 팔과 다리 길게 뻗기

난이도
★★

횟수
4회 × 3세트

디스크의 압박을 줄이고 허리 근육과 긴장도를 안정화시킬 수 있습니다.

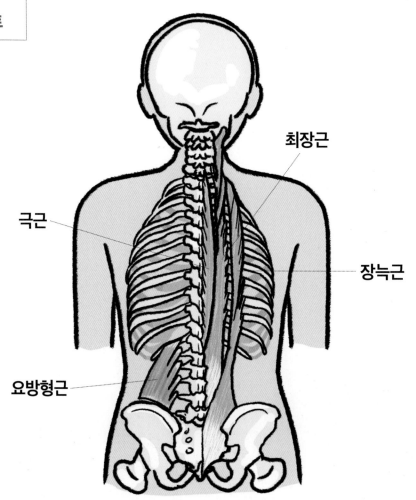

최장근

극근

장늑근

요방형근

앞서 똑바로 누워 스트레칭했다면 이번에는 옆으로 누운 자세에서 척추 사이사이를 늘리는 동작입니다. 팔과 다리를 함께 뻗어냄으로써 허리 근육의 긴장을 푸는 데 도움이 됩니다.

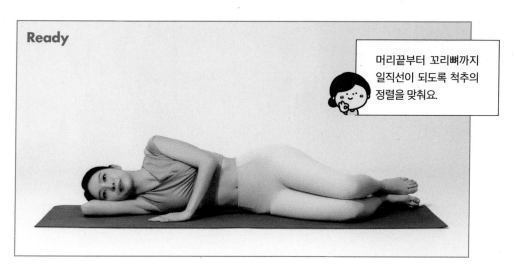

Ready

머리끝부터 꼬리뼈까지 일직선이 되도록 척추의 정렬을 맞춰요.

오른팔로 머리를 받치고 옆으로 눕습니다. 두 다리는 겹쳐서 살짝 구부리고 왼손은 손바닥을 펴서 가슴 앞에 내려놓습니다.

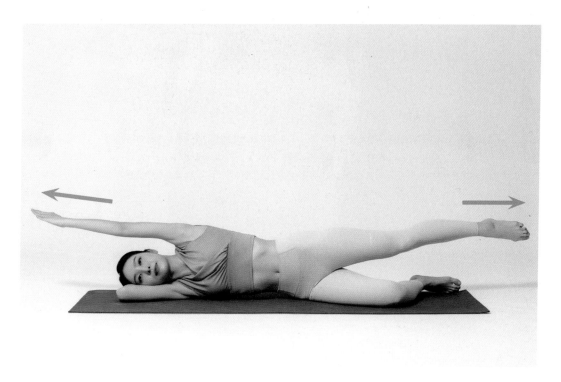

1 숨을 마시며 왼쪽 팔과 다리를 길게 뻗어요. 이때 아랫배는 힘을 주어 골반과 허리가 앞뒤로 흔들리지 않도록 고정합니다.

TIP 발끝에서부터 머리끝까지 같은 선상에서 길어지는 느낌이에요.

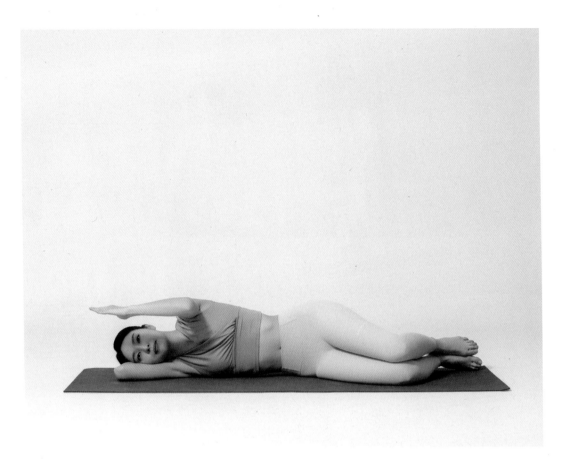

2 숨을 내쉬며 왼쪽 팔꿈치를 구부리면서 무릎도 구부려 제자리로 돌아옵니다. 반대쪽도 같은 방법으로 실시한 뒤 양쪽 방향으로 번갈아가며 총 4회 3세트 반복합니다.

TIP 동작이 익숙해지면 팔다리를 길게 뻗은 상태에서 5초간 호흡한 뒤 제자리로 돌아오는 동작을 4회 반복해요.

네발 자세에서 상체 돌리기

고관절을 안정화하고 흉추의 회전 가동성과 유연성을 향상시키는 동작입니다.

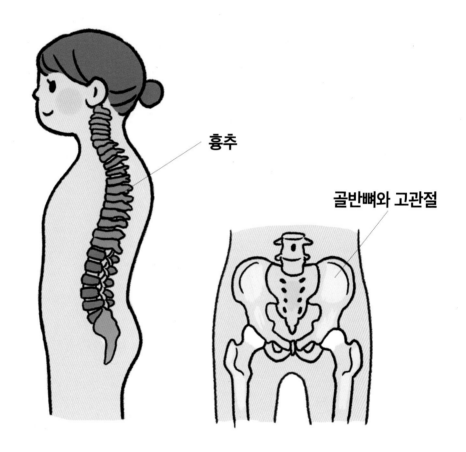

흉추

골반뼈와 고관절

경직된 고관절과 흉추를 풀어 허리의 압박을 없애는 데 도움이 되는 동작입니다. 구부려졌다 펴지는 고관절의 움직임과 좌우 앞뒤로 회전하는 등의 정상적인 움직임을 깨울 수 있습니다.

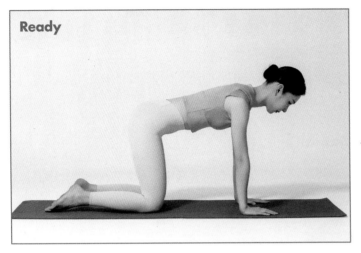

Ready

네발 자세를 취한 뒤 두 다리는 골반 너비로, 두 팔은 어깨너비로 벌려요. 어깨 아래에 손목을, 엉덩이 아래에 무릎을 위치시킵니다. 이때 꼬리뼈부터 머리끝까지 일직선이 되도록 아랫배를 등 쪽으로 밀어 넣어요.

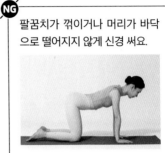

NG 팔꿈치가 꺾이거나 머리가 바닥으로 떨어지지 않게 신경 써요.

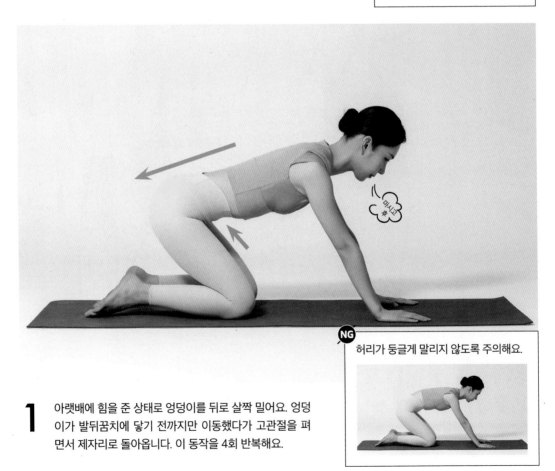

NG 허리가 둥글게 말리지 않도록 주의해요.

1 아랫배에 힘을 준 상태로 엉덩이를 뒤로 살짝 밀어요. 엉덩이가 발뒤꿈치에 닿기 전까지만 이동했다가 고관절을 펴면서 제자리로 돌아옵니다. 이 동작을 4회 반복해요.

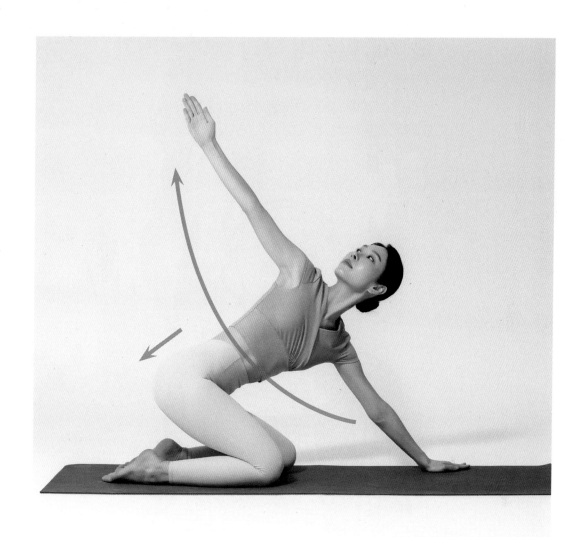

2 엉덩이를 뒤로 밀고 머리와 가슴을 열며 오른팔로 크게 반원을 그렸다가 제자리로 돌아옵니다. 아랫배는 등
쪽으로 쏙 밀어 넣어 허리가 흔들리지 않도록 합니다. 반대쪽 팔도 같은 방식으로 진행하고, 양쪽 번갈아 총 4
회 3세트 반복합니다.

복부에 힘주며 다리 들어 올리기

난이도
★★★

횟수
4회 × 3세트

복횡근을 단련하고 고관절과 골반의 유연성을 향상시켜 허리 근육을
안정화하는 동작입니다.

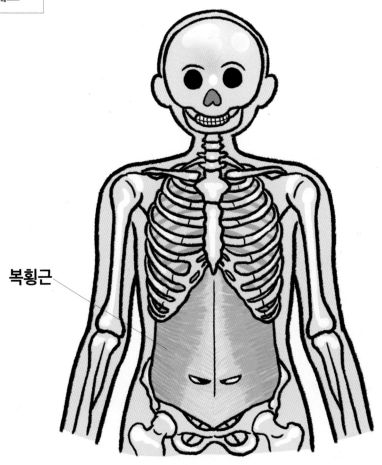

복횡근

누우면 골반 앞쪽으로 튀어나온 뼈가 만져지는데, 뼈에서 2~3cm 안쪽이 복횡근의 위치입니다. 가장 심
부에서 허리뼈를 잡아주는 코어근육으로, 이 근육이 약해지면 허리 통증이나 디스크질환이 발생할 수
있어요. 본 동작을 통해 복횡근을 강화할 수 있습니다.

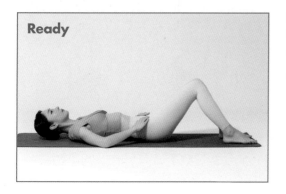

Ready

바닥에 등을 대고 누운 뒤 양 무릎을 세우고 골반 너비로 벌려요. 양손은 골반 앞쪽 가장 튀어나온 뼈에서 2~3cm 안쪽에 올려놓습니다. 허리 뒤쪽으로는 손가락 세 마디 정도가 들어갈 공간만 띄워두세요.

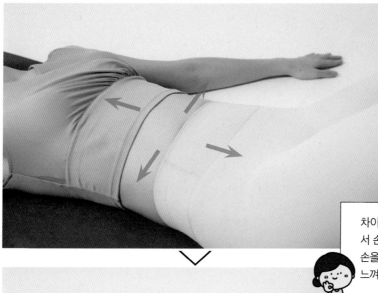

1

숨을 들이마시며 아랫배를 풍선처럼 부풀렸다가 숨을 내쉬면서 아랫배를 최대한 납작하고 좌우로 편평하게 만든다는 느낌으로 힘을 줍니다. 아랫배를 부풀렸다가 힘을 주는 동작을 4회 반복합니다.

차이를 잘 보여드리기 위해 골반에서 손을 떼었으나 여러분은 골반에 손을 얹고 동작을 진행해 움직임을 느껴보시길 바랍니다.

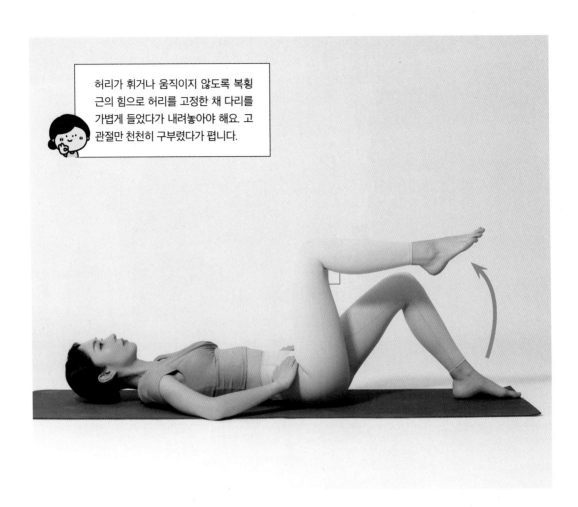

허리가 휘거나 움직이지 않도록 복횡근의 힘으로 허리를 고정한 채 다리를 가볍게 들었다가 내려놓아야 해요. 고관절만 천천히 구부렸다가 폅니다.

2 이번에는 복부에 힘을 주어 오른쪽 무릎이 90도가 되도록 천천히 들어 올렸다가 다시 천천히 내려놓습니다. 반대쪽도 같은 방법으로 실시한 뒤 양쪽 방향으로 번갈아가며 총 4회 3세트 반복합니다.

복부에 힘주며 팔과 다리 내렸다 올리기

난이도
★★★

횟수
4회 × 3세트

허리와 골반의 안정성을 높이고 코어근육을 강화하는 데 효과적인 동작입니다.

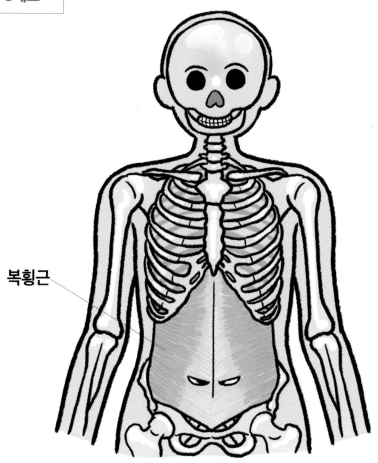

복횡근

대표적인 코어운동으로 알려진 '데드버그' 동작입니다. 앞서 진행한 동작에서 더 나아가 팔도 함께 움직이기 때문에 코어의 힘을 더욱 단련할 수 있습니다. 몸통의 안정성을 키우는 데 도움이 됩니다.

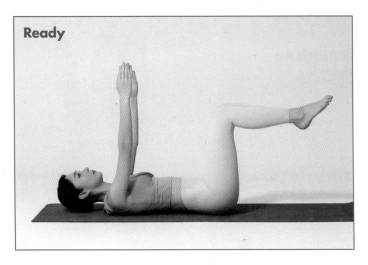

Ready

바닥에 등을 대고 누운 뒤 양손은 앞으로 들어 올려 어깨너비로 벌려요. 두 다리는 무릎이 90도가 되도록 들어 올리고, 허리 뒤쪽으로는 손가락 세 마디 정도가 들어갈 공간만 띄워두세요.

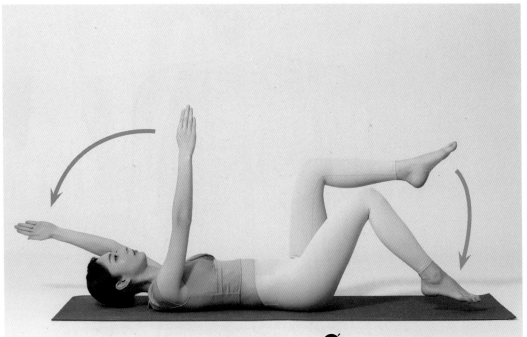

1 아랫배에 힘을 주어 허리를 고정하고 오른쪽 발끝이 바닥에 닿기 전까지 천천히 내리며 동시에 왼팔은 머리 위로 들어 올립니다. 움직였던 다리와 팔을 천천히 제자리로 돌아온 뒤 반대쪽도 같은 방법으로 실시하고 양쪽 방향으로 번갈아가며 총 4회 3세트 반복합니다.

NG 팔과 다리를 뻗을 때 허리나 갈비뼈가 함께 젖혀지지 않도록 주의합니다.

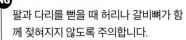
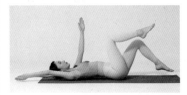

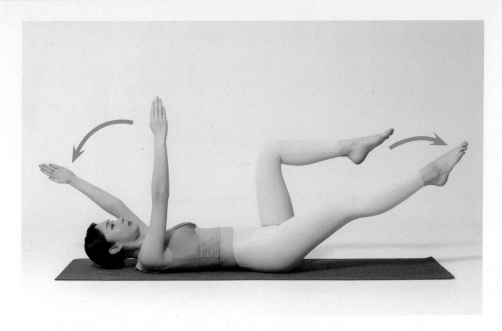

다리를 내릴 때 무릎을 쭉 펴면서 조금 더 멀리 뻗으면 동작의 난이도를 높일 수 있어요. 팔과 다리가 몸에서 점점 멀어질수록 몸을 고정하는 것이 힘들기 때문에 그만큼 코어의 힘을 더욱 강화할 수 있답니다.

양쪽 발뒤꿈치 붙여 허벅지 들어 올리기

난이도
★★★

횟수
4회 × 3세트

엉덩이 근육을 활성화하고 허리와 허벅지 근육을 강화하는 효과가 있습니다.

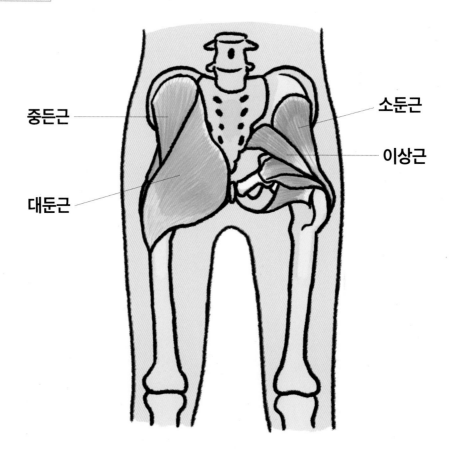

중둔근

소둔근

이상근

대둔근

엉덩이 근육은 허리 뒤쪽을 지나가는 근막과 연결되어 있어 허리를 강화하려면 엉덩이 근육을 함께 단련해야 합니다. 본 동작은 엉덩이 근육을 강화할 수 있는 가장 쉽고 효과적인 방법입니다. 허리 통증과 부상을 예방하는 데 도움이 됩니다.

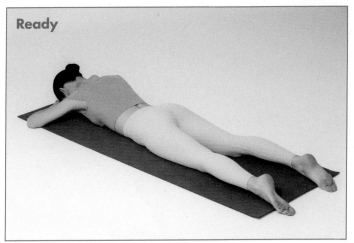

바닥에 엎드린 자세에서 두 다리를 쭉 뻗어 골반 너비로 벌려요. 양손은 앞으로 모아 포개고 손등 위에 이마를 올려놓아 목과 어깨의 긴장을 풀어줍니다.

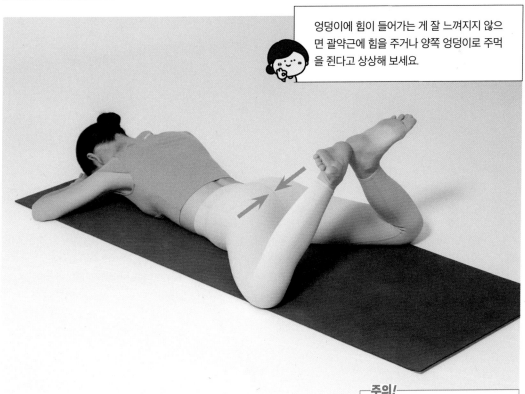

엉덩이에 힘이 들어가는 게 잘 느껴지지 않으면 괄약근에 힘을 주거나 양쪽 엉덩이로 주먹을 쥔다고 상상해 보세요.

1 무릎을 구부려 발뒤꿈치를 서로 붙이고 두 발끝과 무릎이 바깥쪽 45도를 향하게 합니다. 그 상태에서 아랫배에 힘을 주고 양쪽 발뒤꿈치를 서로 꾹 밀어냈다가 3회 호흡한 뒤 힘을 풀어줍니다. 이 동작을 4회 3세트 반복해요.

주의!
양쪽 발뒤꿈치가 밀어내는 힘이 동일해야 양쪽 엉덩이에 힘이 함께 들어올 수 있어요. 이때 허벅지 앞쪽이 바닥에서 떨어지지 않도록 신경 씁니다.

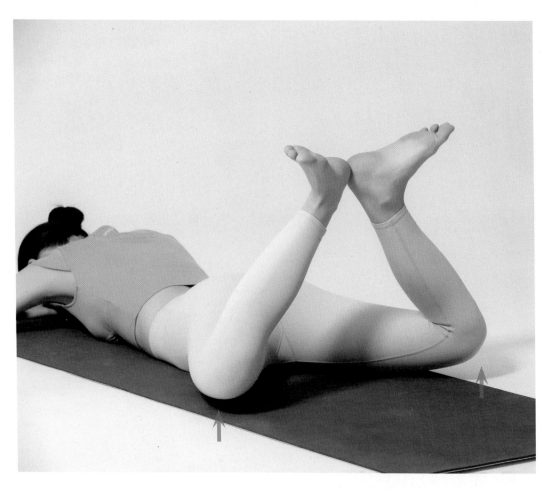

2 이번에는 양쪽 발뒤꿈치를 서로 밀어내고 엉덩이에 힘을 준 채 허벅지를 바닥에서 1cm 정도 살짝 들어 올립니다. 3회 호흡한 뒤 힘을 풀어주고 같은 동작을 4회 3세트 반복해요.

TIP 무릎을 아래로 길게 밀어내는 느낌으로 다리를 아주 살짝만 들어 올려요. 이때 허리에 힘이 많이 들어오지 않게 아랫배를 등으로 쏙 밀어 넣습니다.

네발 자세에서 무릎 들어 올리기

강한 코어를 만들어 허리 주변의 안정성과 움직임을 개선하는 동작입니다.

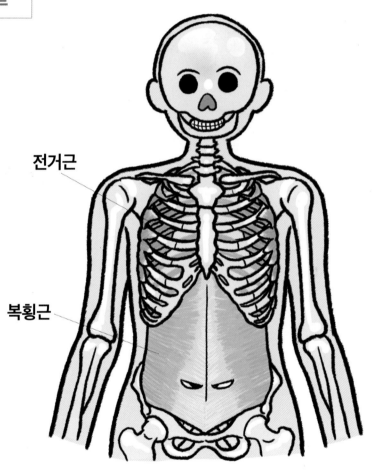

전거근

복횡근

체중을 들어 올리는 동작으로 코어 기능을 향상시켜 봅시다. 특히 기어가는 자세는 척추에 가는 무리가 적어 허리 통증이 있는 사람도 따라 하기 쉬운 동작입니다. 또한 올바른 호흡을 통해, 약해진 복압을 단련하여 허리 주변의 안정성을 높이는 데 도움이 됩니다.

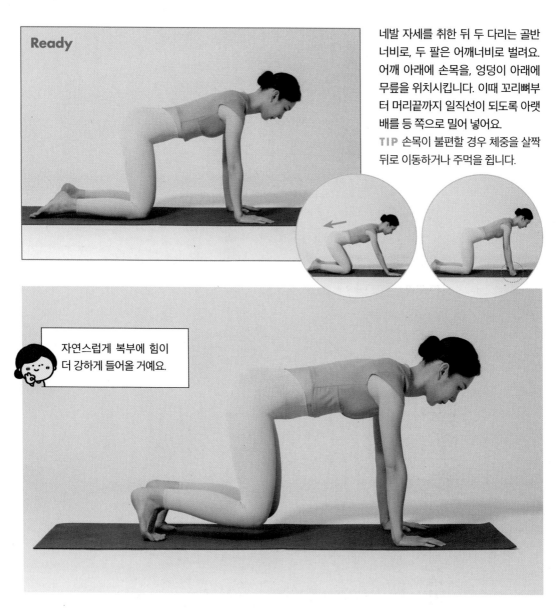

Ready

네발 자세를 취한 뒤 두 다리는 골반 너비로, 두 팔은 어깨너비로 벌려요. 어깨 아래에 손목을, 엉덩이 아래에 무릎을 위치시킵니다. 이때 꼬리뼈부터 머리끝까지 일직선이 되도록 아랫배를 등 쪽으로 밀어 넣어요.

TIP 손목이 불편할 경우 체중을 살짝 뒤로 이동하거나 주먹을 쥡니다.

자연스럽게 복부에 힘이 더 강하게 들어올 거예요.

1 아랫배에 힘을 주어 허리를 고정하고, 두 무릎을 바닥에서 살짝 띄웠다가 천천히 제자리로 돌아옵니다. 무릎을 띄울 때는 두 손으로 바닥을 밀어내면서 어깨의 힘도 함께 사용해요.

NG 몸을 들어 올릴 때 허리가 아래로 젖혀지거나 뒤쪽으로 구부정해지지 않게 주의해요. 마치 코르셋을 채운 것처럼 복부에 단단하게 힘을 줍니다.

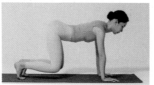
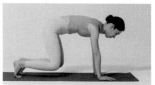

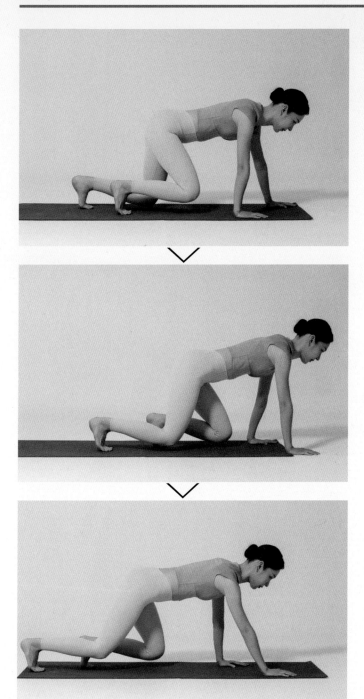

네발 자세에서 무릎을 띄운 상태에서 앞뒤로 걸으면 코어의 힘과 균형을 더 강화할 수 있어요. 복부의 힘을 계속 유지하면서 손과 다리를 교차하며 앞으로 엉금엉금 기어갔다가 다시 뒤로 돌아옵니다. 4회 3세트 진행하세요.

바르게 앉는 자세 익히기

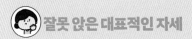

잠깐 앉아 있었는데도 목, 어깨, 등이 뻐근해지면서 아프다면 당신은 잘못 앉아 있는 겁니다. 많이 이들이 잘못 앉는 대표적인 자세를 소개할게요. 평소 자신은 어떤 자세로 앉아 있는지 체크해 보세요.

· 의자 끝에 엉덩이 대고 누워 앉기

허리와 골반이 둥글게 말리는 자세로, 허리에 매우 치명적입니다. 이렇게 앉으면 허리와 골반이 뒤쪽으로 말리면서(골반 후방경사) 일자허리가 될 수 있어요. 특히 요추의 디스크가 뒤쪽으로 탈출할 수 있으니 이런 자세는 당장 멈춰야 합니다.

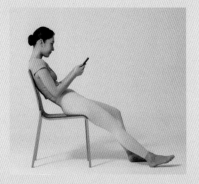

· 골반과 가슴 과도하게 내밀고 앉기

등을 구부리지 않겠다는 의지가 담긴 잘못된 자세예요. 골반을 앞쪽으로 과도하게 기울고(골반 전방경사) 일자 등을 만드는 원인이 되기도 합니다. 그러면 허리 뒤쪽 근육이 과도하게 긴장하면서 허리 통증이

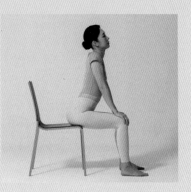

발생해요.

·다리나 발목 꼬고 앉기

많은 사람이 알고 있듯 대표적인 나쁜 자
세입니다. 다리를 꼬고 앉으면 양쪽 골반
이 틀어지면서 불균형해질 뿐 아니라 척추
의 좌우 균형까지 어긋나게 만들어요. 골
반이 휘어져 골격근 질환이 발생할 수 있
으며, 혈액순환을 방해해 소화불량까지 일
으키기도 합니다.

다리를 꼬는 것보다 허리에 더 치명적인
자세는 발목을 꼬는 자세예요. 발목을 꼬
게 되면 골반이 틀어지면서 척추 또한 틀
어집니다. 습관적으로 장기간 취할 경우
척추 후만증 또는 측만증을 야기할 수도
있어요.

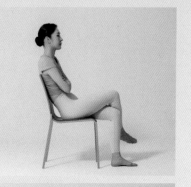

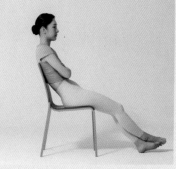

가장 이상적인 앉는 자세란?

앉은 자세에서는 허리뿐만 아니라 바닥에 닿는 두 다리에 체중을 분산시키는 것이
매우 중요해요. 허리에 가장 무리가 가지 않는 등받이 각도는 100~120도 사이입
니다. 등받이가 너무 꼿꼿하게 서 있거나 너무 누워 있으면 오히려 허리의 압력이
높아지기 때문에 주의해야 해요. 또 엉덩이의 높이가 무릎보다 살짝 높아야 골반과
허리의 이상적인 각도를 유지할 수 있습니다. 따라서 앉았을 때 엉덩이가 푹 꺼지
는 의자는 피하는 게 좋아요.

· 의자에 편안하게 앉고 싶다면

앉을 때도 골반을 잘 잡으려면 코어를 사용해야 합니다. 우선 두 다리를 골반 너비로 벌리고 앉아요. 그래야 골반과 허리를 바로 세울 수 있습니다. 한 손을 배꼽 아래에 대고 골반을 앞으로 굴렸다가 천천히 뒤로 굴리면서 아랫배에 힘이 자연스럽게 들어오는 지점을 찾아요. 양쪽 허벅지 뒤쪽과 골반 바닥 가운데에 체중이 넓게 분산되는 느낌이에요. 그 상태에서 정수리가 위로 길어지듯이 앉으면 코어를 사용하면서 골반과 허리를 바로 세울 수 있답니다. 등받이에 오래 기대앉을 경우 코어근육이 약해지고 혈액순환이 잘되지 않을 수 있기 때문에 틈틈이 코어근육의 힘으로 바르게 앉아 허리디스크의 압박을 줄이는 것이 좋습니다.

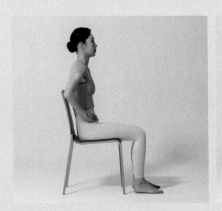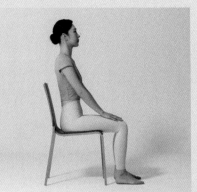

· 바닥에 편안하게 앉고 싶다면

바닥에 앉을 때는 방석이나 매트를 접어 엉덩이 위치를 무릎보다 조금 높입니다. 그러면 자연스러운 허리 커브를 만들 수 있고 골반이 비틀리는 것을 예방할 수 있어요. 그냥 바닥에 앉을 때보다 허리와 무릎이 놀랍도록 편해지는 걸 느낄 수 있을 거예요.

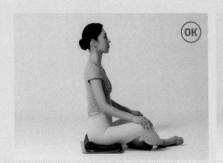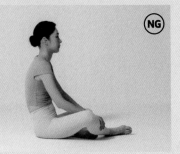

`PLUS STRETCHING` **골반과 허리 주변 근육 풀기**

일하거나 공부하면서 틈틈이 할 수 있는 스트레칭입니다. 허리 근육의 피로를 풀고 디스크의 압력을
줄일 수 있어요. 의자에 앉아 따라해 보세요.

· 골반 앞뒤로 굴리기

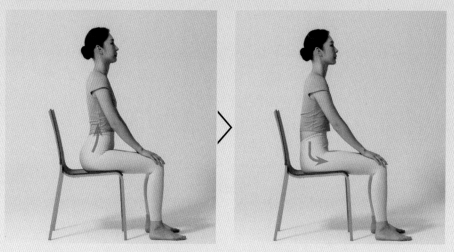

의자에 앉아 두 다리를 골반 너비로 벌립니다. 양손은 무릎 위에 가볍게 올려놓고 골반을 앞뒤로
살짝 굴립니다.

· 골반 좌우로 들썩들썩하기

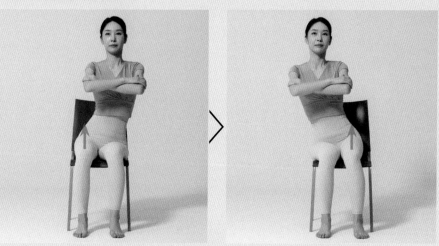

의자에 앉아 두 다리를 골반 너비로 벌립니다. 양손은 서로 교차해 팔뚝을 잡고 골반을 좌우로 살
짝 들썩들썩합니다.

05

골반 바로 세우기

BIG 7 LIST

(LEVEL 1) 팔 위로 올리며 상체 기울이기

(LEVEL 2) 한쪽 다리 뻗고 상체 숙이기

(LEVEL 3) 손과 발로 바닥 눌러 골반 들어 올리기

(LEVEL 4) 앉아서 양쪽 무릎 좌우로 넘기기

(LEVEL 5) 옆으로 누워 무릎 벌리기

(LEVEL 6) 옆으로 누워 다리 들어 움직이기

(LEVEL 7) 누워서 엉덩이 힘으로 골반 들어 올리기

틀어진 골반이
나비효과를 불러요!

"이제는 바로 앉는 자세가 불편해요. 다리를 꼬고 앉는 자세가 더 편하죠."
"치마나 바지가 늘 한쪽으로만 돌아가요!"
"운동만 시작하면 골반 주변에서 뚝 소리가 나요."

만약 위의 모습 중 하나라도 해당된다면 '골반 틀어짐'을 의심해봐야 합니다. 골반은 우리 몸의 받침대 역할을 해요. 상체와 양쪽 다리를 이어주는 중요한 부위이며 걷기, 달리기 등 이동할 때 굉장히 큰 역할을 합니다. 그만큼 열심히 관리해야 하지만, 현대인들은 대개 골반 건강에 소홀해요. 골반이 비뚤어지지 않게 바른 자세를 취하라고 해도 어떻게 해야 할지 난감해하는 경우가 대부분입니다.

그렇다면 어쩌다 골반이 틀어지는 걸까요? 원인은 주로 생활 습관에서 찾을 수 있어요. 오래 앉아 있거나 서 있는 경우 골반과 고관절 주변 근육이 굳으면서 불균형해집니다. 특히 짝다리를 짚고 서거나 다리를 꼬고 앉는 자세, 한쪽으로 누워서 자는 습관이 있을 때도 골반이 비틀어지지요. 출산 경험이 있거나 몸을 한쪽으로만 많이 사용하는 직업군도 해당됩니다. 이처럼 골반 교정이 필요한 사람들이 점점 늘어나고 있습니다.

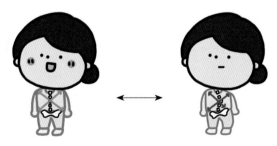

[골반이 균형을 이룬 모습]　　　[골반의 균형이 깨진 모습]

골반은 상체와 하체를 연결하기 때문에 골반 틀어짐은 심각한 보상작용을 불러옵니다. 위쪽으로는 척추의 변형을 일으켜 허리디스크에 무리를 주고, 아래쪽으로는 골반과 연결된 고관절에 이상이 생기거나 휜 다리, 무릎 통증, 발목 틀어짐 등의 불균형을 가져오지요. 틀어진 골반은 장기에도 영향을 끼칩니다. 골반은 몸속의 장기를 보호하는 골격이기 때문에 골반이 불균형해지면 장기가 압박을 받아 순환이 원활하게 이루어지지 않아요. 노폐물과 지방도 제대로 배출되지 못해 다리가 퉁퉁 붓거나(하체 부종) 대사질환이 발생할 수 있습니다.

만약 미약하더라도 허리에 통증이 느껴지거나 고관절에서 뚝뚝 소리가 나거나, 의자에 앉았을 때 엉덩이 한쪽이 불편하다면 자신의 생활 습관과 자세를 체크해봐야 해요. 틀어진 골반을 교정하면 허리, 골반, 다리 등에 나타나는 통증을 줄일 수 있을 뿐 아니라 엉덩이 비대칭이나 엉덩이 처짐 등도 개선할 수 있어요. 몸의 건강한 라인을 찾는 데도 도움이 됩니다.

몸의 균형을 위해
골반의 균형을 맞춰요

양손으로 양쪽 골반을 가볍게 잡아보세요. 그리고 골반을 앞뒤 좌우로 움직이고, 오른쪽 왼쪽으로도 회전시켜 보세요. 자연스럽게 상체와 하체가 함께 움직이면서 자세가 바뀌는 게 느껴질 거예요. 이렇듯 골반은 몸 위아래의 다양한 관절과 연결되어 있으며, 전신의 대칭을 유지하는 데 매우 중요한 역할을 합니다. 특히 척추를 통해 내려오는 체중을 두 다리에 안전하게 전달하는데요. 골반이 비틀어지거나 골반 주변 근육이 비대칭을 이루어 골반에서부터 체중 분산이 잘되지 않으면 고관절, 무릎, 발목 심지어 발가락 모양에까지 영향을 주게 됩니다.

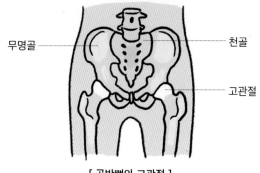

무명골 ----------- 천골

----------- 고관절

[골반뼈와 고관절]

대개 골반은 하나의 뼈로 되어 있을 거라 생각하지만 사실 어깨처럼 여러 개의 뼈로 이루어져 있어요. 척추의 가장 바닥을 지탱하는 천골(엉치뼈)^{Sacrum}을 가운데에 두고 양쪽에 무명골이 붙어 큰 하트 모양의 골반뼈를 완성합니다. 안정적인 구조로 되어 있어 체중을 두 다리로 안전하게 분산시키죠.

또 무명골은 허벅지 뼈인 대퇴골과 맞닿아 있는데, 이 부분이 바로 '고관절'입니다. 골반을 통해 전달되는 체중을 지탱하며 어깨관절처럼 앞뒤, 좌우, 회전 등 다양한 움직임을 만들어주는 관절이에요. '엉덩이관절'이라고도 부르죠. 고관절은 골반과 함께 걷기, 뛰기, 일어서기, 앉기 등 일상생활의 다양한 움직임은 물론 방향을 바꾸는 스포츠도 가능하게 합니다. 따라서 골반의 움직임에 문제가 생기거나 골반이 불균형해지면 고관절에 직접적인 영향을 줍니다. 반대로 고관절이 굳으면 골반에 영향을 미쳐 결국 허리 관절의 움직임이 커져 이차적인 질환이 발병하고요. 그만큼 골반과 고관절의 유연성은 매우 중요합니다.

오래 앉아 있다가 일어날 때, 스트레칭하려고 다리를 벌릴 때 '뚝'하며 둔탁한 소리가 난 적이 있을 거예요. 이는 고관절이 경직되면서 골반 속 또는 고관절 주변 구조물과 대퇴골이 충돌해 나는 소리입니다. 뻣뻣한 골반과 고관절은 일상생활의 다양한 움직임에 문제를 일으킬 뿐 아니라 허리와 다리 근육의 불균형으로 이어지며 더 나아가 허리와 무릎 통증도 불러옵니다. 따라서 고관절과 골반을 유연하게 만들어주는 운동을 통해 본래의 움직임을 회복해야 합니다.

골반의 정상적인
움직임을 익혀요

골반과 고관절은 서로 연결된 관절이기 때문에 전체적인 움직임을 3D로 이해하는 것이 교정운동을 하는 데 큰 도움이 됩니다. 우선 정상적인 골반의 모습이 어떤지 살펴보고, 이상적인 움직임과 잘못된 움직임에 대해 알아볼게요.

골반은 앞뒤 좌우로 기울어질 수 있어요. 그래서 어느 쪽으로 기울어지느냐에 따라 골반의 유형이 나누어집니다. 지금부터 대표적인 3가지 유형을 함께 살펴볼게요.

• 이상적인 골반의 모습

정면으로 서서 골반을 봤을 때 양쪽 골반의 높이가 같아야 하며, 배꼽에서부터 골반 앞쪽으로 튀어나온 뼈까지 양쪽의 길이가 비슷해야 합니다. 골반이 한쪽으로 회전되어 있거나 높낮이가 달라지면 배꼽에서 뼈까지의 길이가 눈에 띄게 차이가 납니다.

옆으로 서서 골반을 볼 때는 5~10도 정도 살짝 앞으로 기울어져 있어야 정상이에요. 허리에 전만 커브가 있기 때문입니다.

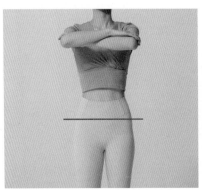 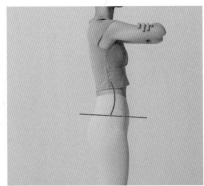

• 잘못된 골반의 움직임

앞뒤 움직임 골반은 앞뒤로 움직일 수 있어요. 그런데 잘못된 자세로 인해 골반이 앞으로 많이 기울어지면(골반 전방경사) 허리의 커브가 과도하게 꺾이면서 허리 뒤쪽에 통증이 생깁니다. 아랫배가 앞으로 나오고 오리 엉덩이처럼 보이기도 해요. 반대로 골반이 뒤쪽으로 기울어지면(골반 후방경사) 허리 커브가 사라져 일자허리가 되고, 엉덩이가 처져 보이는 밋밋한 모습으로 변합니다.

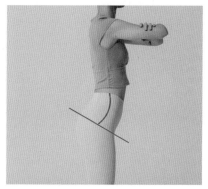

앞으로 기울어진 골반　　　　　　뒤로 기울어진 골반

좌우 움직임 골반의 한쪽을 위로 씰룩이듯 좌우로 움직일 수 있어요. 그런데 짝다리를 짚거나 다리를 꼬고 앉는 잘못된 습관으로 인해 한쪽 골반이 높아지면서 옆으로 빠지면 몸의 위아래에 문제가 발생합니다. 위쪽으로는 골반과 함께 허리가 기울어지는 변형이 생기고, 아래쪽으로는 한쪽 다리가 짧아질 수 있어요. 그러면 다리를 꼬고 앉는 자세가 훨씬 편하게 느껴지고 오히려 바르게 앉은 자세가 불편해집니다.

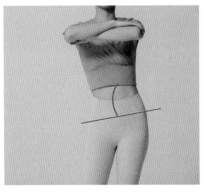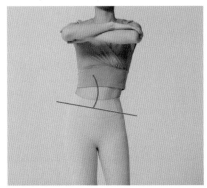

회전 움직임 위에서 봤을 때 정상적인 골반은 왼쪽, 오른쪽으로 돌릴 수 있습니다. 만약 한 동작만 반복하는 자세나 비뚤게 앉는 습관 등으로 골반이 한쪽으로 회전된다면 어떨까요? 그 방향으로 치마나 바지가 돌아가거나 회전된 쪽의 신발 굽만 많이 닳는 현상이 생깁니다.

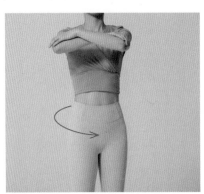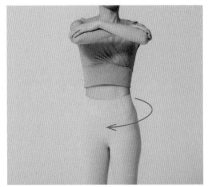

나의 골반은 건강할까?

☐ 짝다리로 서거나 다리를 꼬고 앉는 게 편하다.

☐ 치마나 바지가 한쪽 방향으로 돌아간다.

☐ 팔자걸음 또는 안짱걸음을 걷는다.

☐ 한쪽 신발굽이 더 많이 닳는다.

☐ 오리 엉덩이 같은 모습이고 아랫배가 많이 나왔다.

☐ 누웠을 때 양쪽 다리의 길이가 다르다.

☐ 엉덩이가 처져 있고 일자허리다.

☐ 한쪽 다리로 서면 유독 중심을 잡기 어려운 쪽이 있다.

☐ 양반다리를 하는 게 어렵다.

☐ 가끔 골반에서 소리가 나거나 집히는 증상이 있다.

☑ 10개 중 5개 이상 해당된다면 골반이 틀어져 있을 가능성이 높아요.
p.192의 동작부터 순차적으로 진행하세요.

골반 운동은
이렇게 시작하세요!

• 강도와 속도

고관절이 경직되면 골반 근육들도 약해지기 때문에 굳어 있는 근육들을 먼저 풀어야 합니다. 그런 다음 고관절의 다양한 움직임을 되살리기 위해 골반의 바른 움직임을 다시 만들고 그 후에 강화 운동을 진행해야 해요. 그래야 운동의 효율을 높일 수 있어요. 따라서 운동 순서는 골반의 정상적인 움직임을 다시 만든 뒤 골반의 안정화 근육을 강화하고, 골반과 코어를 연결하는 운동을 진행해 볼게요.

골반 주변 근육을 강화할 때는 심부 근육부터 큰 근육 순으로 운동을 진행해야 해요. 특히 골반은 체중을 지지하면서 동시에 다양한 움직임을 만들어내는 부위이기 때문에 단순한 동작부터 시작해야 합니다. 그런 다음 고관절의 다양한 움직임을 이용한 강화 운동, 균형을 잡아 체중을 버티는 강화 운동을 진행해 볼게요.

• 골반과 고관절 강화 운동 시 중요 포인트

골반과 고관절 주변 근육을 스트레칭할 때는 허리를 많이 숙이거나 움직이는 동작이 많기 때문에 아랫배에 힘을 주어 허리를 고정해야 해요. 그 상태에서 고관절의 움직임으로 스트레칭해야 하지요. 또한 반동을 줄 경우 오히려 근육이 보호반응으로 더 강하게 수축할 수 있으므로 호흡과 함께 천천히 진행합니다.

사람마다 근육의 경직된 상태가 다르기 때문에 유연성 또한 달라요. 따라서 자신이 할 수 있을 정도까지, 통증이 없는 정도까지만 동작을 하는 게 가장 중요합니다. 동작이 잘되지 않더라도 조금씩 반복하면서 가동 범위를 늘려가요. 특히 코어를 잘 고정한 채 골반과 고관절의 움직임을 만들어야 본래의 움직임을 되살릴 수 있고 근육 강화도 가능하다는 사실을 잊지 마세요.

마지막으로 골반과 고관절은 체중을 지탱하는 신체 부위이기 때문에 다양한 상황에서 골반 균형을 잡을 수 있는 힘과 버티는 힘이 무엇보다 중요합니다. 이를 강화하기 위해 체중을 두 발 또는 한 발로 버티기 등과 같은 동작으로 지구력과 밸런스를 함께 향상시켜 보도록 할게요.

Q. 움직임이 잘 안되는 쪽만 진행해도 될까요?

A. 운동은 양쪽 골반 동일하게 진행합니다. 지금은 움직임이 잘 되는 쪽도 과하게 긴장해 필요 이상으로 수축한 상태일 수 있어요. 따라서 움직임이 유연한 쪽도 운동을 통해 다시 올바른 근수축의 단계를 알려주어야 합니다.

팔 위로 올리며 상체 기울이기

난이도
★★

횟수
양쪽 4회씩

골반을 스트레칭하여 좌우 높이를 맞추는 데 도움이 됩니다.

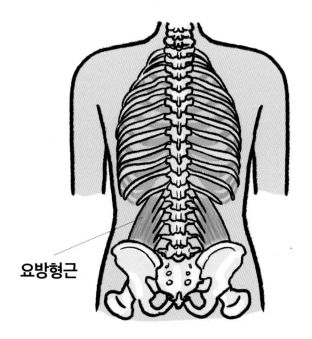

요방형근

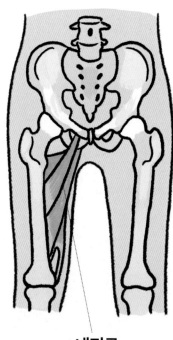

내전근

 내전근은 골반과 대퇴골 안쪽을 연결하는 근육으로, 쉽게 허벅지 안쪽 근육이라 생각하면 됩니다. 요방형근은 골반 위쪽 옆구리 부분에 위치해 있어요. 허리 통증의 주원인이 되는 근육입니다. 골반이 틀어지면 내전근과 요방형근에 문제가 생겼다는 징후예요.

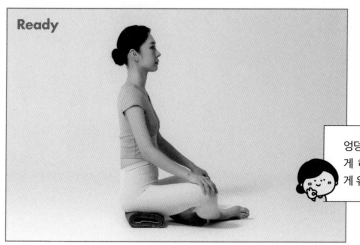

Ready

쿠션 또는 매트를 접은 뒤 그 위에 엉덩이를 대고 앉습니다. 이때 꼬리뼈부터 머리끝까지 일자로 쭉 길어지는 느낌이 들도록 상체를 반듯하게 세워요.

> 엉덩이의 위치를 무릎보다 높게 하면 허리 커브를 안전하게 유지하며 앉을 수 있어요.

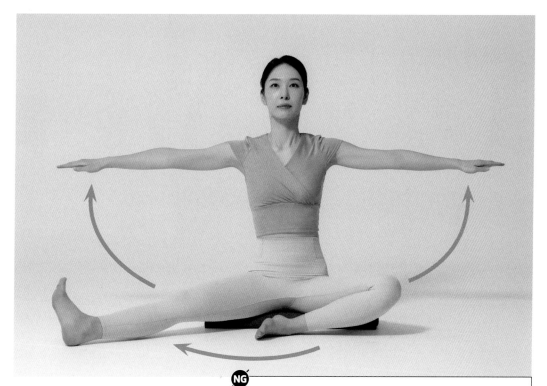

1 오른쪽 다리를 옆으로 뻗은 뒤 발가락을 몸 쪽으로 당겨요. 양팔은 쭉 펴서 어깨 높이까지 들어 올립니다.

NG 등과 허리가 구부정해지지 않도록 신경 씁니다. 다리를 뻗었을 때 허리를 세우기 어려우면 다리를 몸 앞쪽으로 두거나 무릎을 살짝 구부려요.

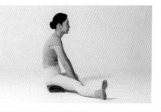

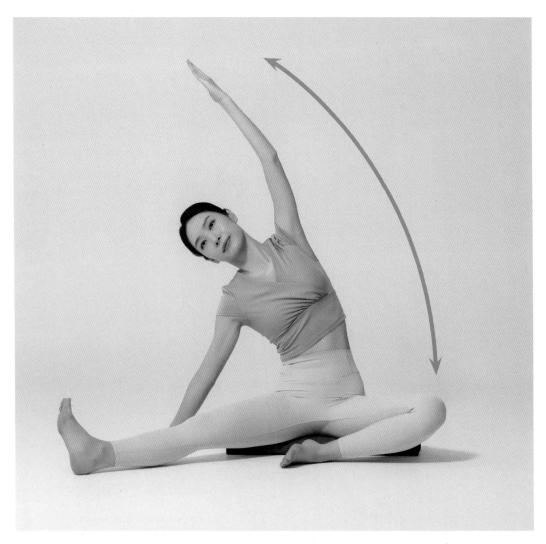

2 아랫배에 힘을 주며 왼팔을 머리 위로 들면서 상체를 오른쪽으로 기울입니다. 동시에 오른팔은 자연스럽게 바닥을 짚어요. 5초간 자세를 유지한 뒤 천천히 제자리로 돌아옵니다. 총 4회 반복한 뒤에 같은 방법으로 반대쪽도 진행하세요.

TIP 왼쪽 엉덩이가 뜨지 않게 바닥으로 부드럽게 눌러주면서 왼쪽 골반부터 왼손 끝까지 길게 늘어난다는 느낌으로 동작해요.

한쪽 다리 뻗고 상체 숙이기

난이도
★★

횟수
양쪽 4회씩

뻣뻣해진 허벅지 뒤쪽과 경직된 고관절을 이완하는 데 도움이 됩니다.

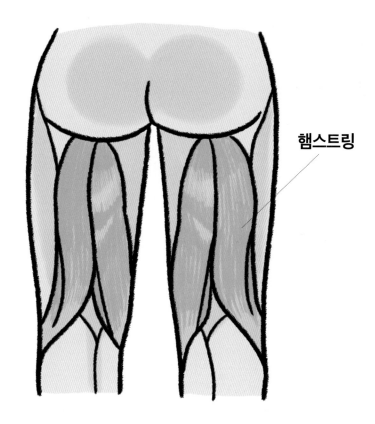

햄스트링

햄스트링은 허벅지 뒤쪽에 위치한 근육으로, 햄스트링이 짧아지면 골반을 뒤쪽으로 틀어지게 만들어 통증까지 유발합니다. 골반의 불균형을 개선하려면 이 동작을 따라해 보세요. 햄스트링은 안쪽, 바깥쪽 두 갈래로 나누어져 있기 때문에 이 부분도 신경 써서 스트레칭해 봅시다.

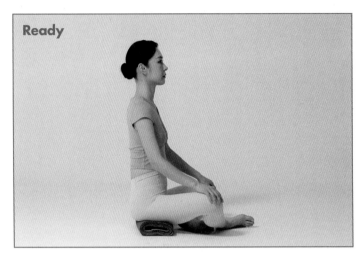

Ready

쿠션 또는 매트를 접은 뒤 그 위에 엉덩이를 대고 앉습니다. 이때 꼬리뼈부터 머리끝까지 일자로 쭉 길어지는 느낌이 들도록 상체를 반듯하게 세워요.

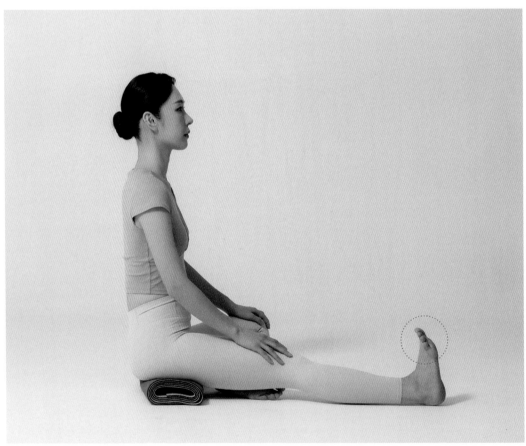

1 오른쪽 다리를 무릎이 천장이 보도록 앞으로 뻗은 뒤 발가락을 몸 쪽으로 당겨요.
TIP 다리를 뻗었을 때 허리를 세우기 힘들면 무릎을 살짝 구부립니다.

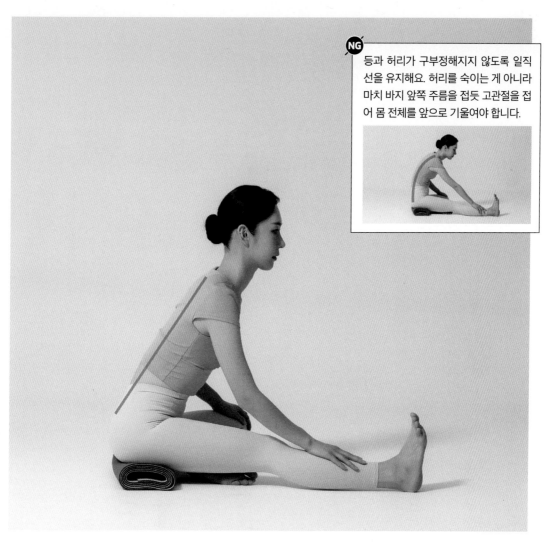

등과 허리가 구부정해지지 않도록 일직
선을 유지해요. 허리를 숙이는 게 아니라
마치 바지 앞쪽 주름을 접듯 고관절을 접
어 몸 전체를 앞으로 기울여야 합니다.

2 그대로 상체를 앞으로 꼿꼿하게 기울입니다. 허리가 구부정해지지 않을 정도까지만 기울이고 무릎은 펼 수 있
는 정도까지만 폅니다. 5초간 자세를 유지한 뒤 천천히 제자리로 돌아옵니다. 총 4회 반복한 뒤에 같은 방법으
로 반대쪽 다리도 진행하세요.
TIP 발뒤꿈치를 앞쪽으로 밀면서 등을 펴면 햄스트링을 효과적으로 스트레칭할 수 있어요.

무릎과 발의 방향에 변화를 주면 햄스트링을 더 효과적으로 스트레칭할 수 있습니다. 오른쪽 다리를 앞으로 쭉 편 상태에서 무릎과 발을 안쪽으로 돌린 뒤 상체를 앞으로 기울여요. 그러면 햄스트링의 바깥쪽 근육이 스트레칭 됩니다. 그다음에는 무릎과 발을 바깥쪽으로 돌린 뒤 상체를 앞으로 숙여요. 햄스트링의 안쪽 근육이 집중적으로 스트레칭 됩니다.

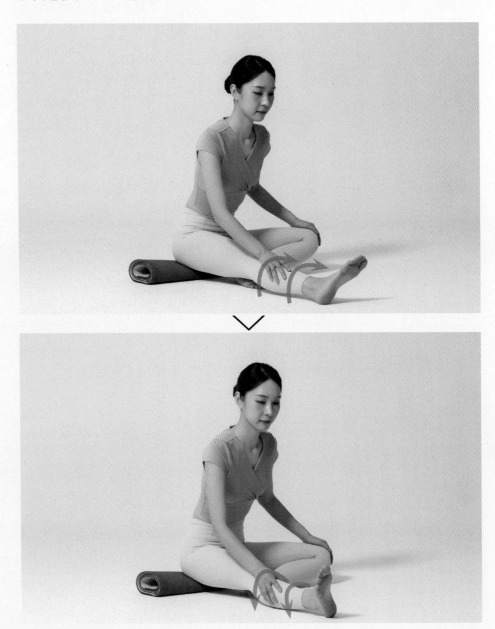

손과 발로 바닥 눌러 골반 들어 올리기

난이도
★★★

횟수
양쪽 4회씩

틀어진 골반을 교정하고 무릎의 불편감을 개선하는 데 도움이 됩니다.

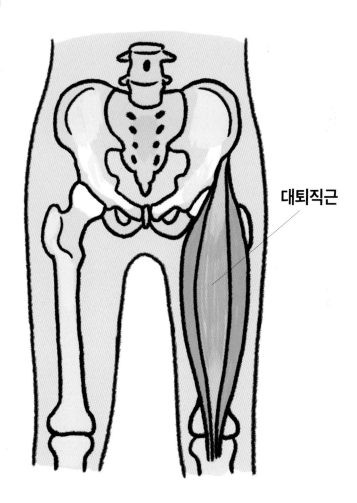

대퇴직근

허벅지 앞쪽 근육에는 대퇴직근, 외측광근, 내측광근, 중간광근 총 4개의 근육이 있는데, 그중 유일하게 골반에서부터 무릎까지 두 개의 관절을 지나가는 근육이 대퇴직근입니다. 대퇴직근의 긴장을 풀어야 골반과 다리의 정렬이 틀어지는 걸 막을 수 있습니다.

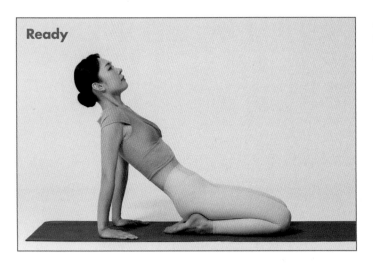

Ready 무릎을 꿇고 앉아 양손을 펴서 손가
락이 몸 쪽을 향하게 한 상태로 몸 뒤
쪽 바닥을 짚습니다.

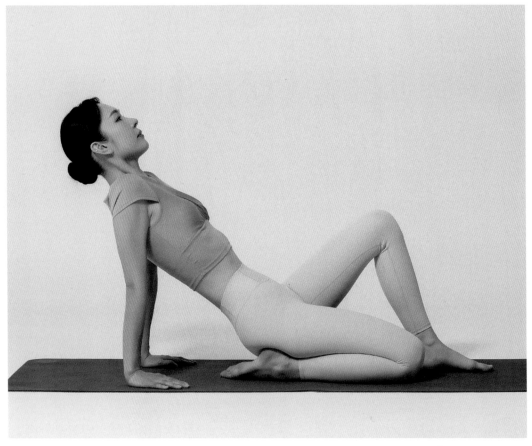

1 왼쪽 무릎을 천천히 세웁니다. 허리는 계속 일직선을 유지하도록 신경 써요.

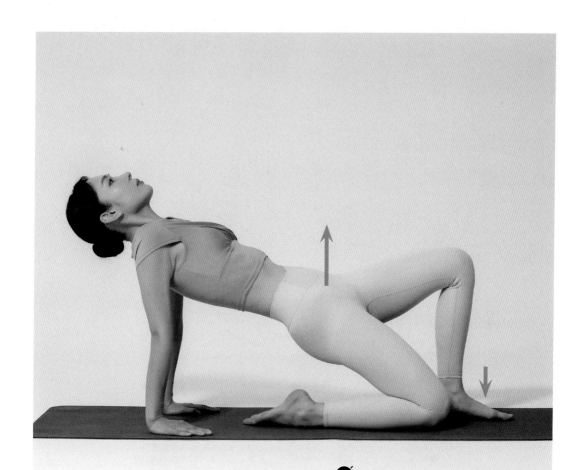

2 아랫배에 힘을 주고 양손과 왼발로 바닥을 누르며 골반을 위로 들어 올립니다. 5초간 자세를 유지한 뒤 천천히 엉덩이를 내리며 제자리로 돌아옵니다. 총 4회 반복한 뒤에 반대쪽 무릎을 세워 같은 방법으로 진행하세요.

TIP 골반을 들어 올릴 때 허리가 아니라 등의 힘으로 밀어 가슴을 열면서 고관절을 펴야 해요.

NG 팔꿈치가 너무 젖혀지거나 양쪽 골반의 높이가 달라지지 않도록 신경 씁니다.

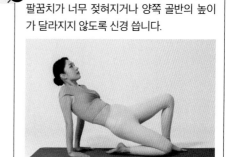

앉아서 양쪽 무릎 좌우로 넘기기

난이도
★★★

횟수
4회 × 3세트

양쪽 고관절을 부드럽게 풀어주고, 골반의 불균형 개선과 유연성 향상에 도움이 됩니다.

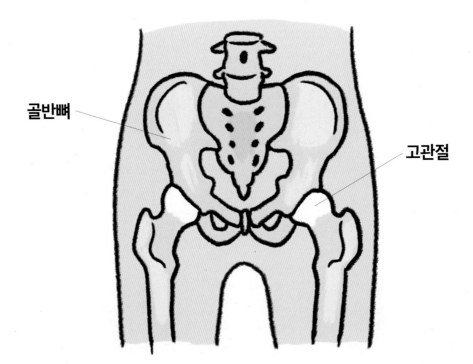

골반뼈

고관절

뻣뻣하게 굳은 고관절과 골반을 부드럽게 풀어볼까요? 구부리고 펴고 회전하는 움직임은 일상생활에서 꼭 필요한 동작이기 때문에 반드시 골반과 고관절의 본래 움직임을 되살려야 합니다. 골반 속에서 회전하는 고관절의 움직임을 잘 인지하며 따라해 보세요.

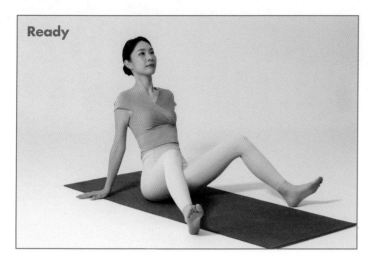

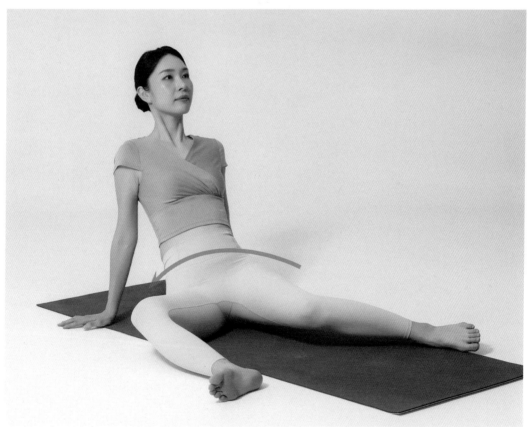

Ready

바닥에 앉아 양쪽 무릎을 구부려 세운 뒤 다리를 골반 너비보다 넓게 벌립니다. 양손은 손가락이 사선 바깥쪽을 향하게 하여 몸 뒤쪽 바닥을 짚어요. 꼬리뼈부터 머리끝까지 일자로 쭉 길어지는 느낌이 들도록 가슴을 활짝 폅니다.

1 두 무릎을 오른쪽으로 눕힙니다. 골반은 자연스럽게 오른쪽으로 살짝 돌아가되 머리와 가슴은 계속 정면을 향하게 합니다. 두 무릎이 바닥에 닿을 정도까지만 회전시켰다가 제자리로 돌아옵니다. 반대쪽 다리도 같은 방식으로 진행하고, 양쪽 번갈아 총 4회 3세트 반복합니다.

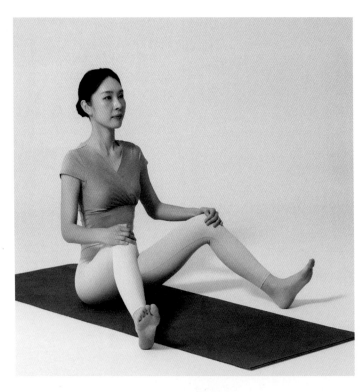

2

양쪽 무릎을 세운 상태에서 양손을 무릎 위에 얹습니다. 꼬리뼈부터 머리끝까지 일자로 쭉 길어지는 느낌을 유지해요.

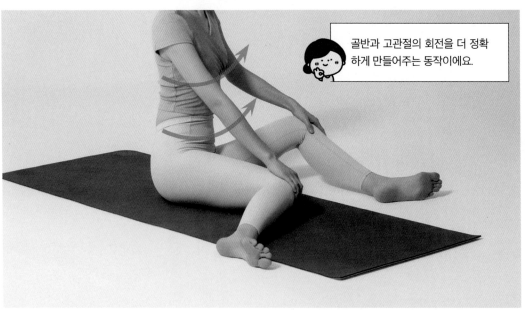

골반과 고관절의 회전을 더 정확하게 만들어주는 동작이에요.

3 두 무릎을 왼쪽으로 눕힙니다. 그러면 왼쪽 골반이 자연스럽게 바닥에 닿고 오른쪽 골반은 뜹니다. 두 무릎을 세워 제자리로 돌아왔다가 반대쪽도 같은 방법으로 실시합니다. 양쪽 번갈아 총 4회 3세트 반복합니다.

옆으로 누워 무릎 벌리기

난이도
★★★

횟수
4회 × 3세트

골반의 안정성을 높이고 고관절을 회전시키는 움직임 회복에 도움이 됩니다.

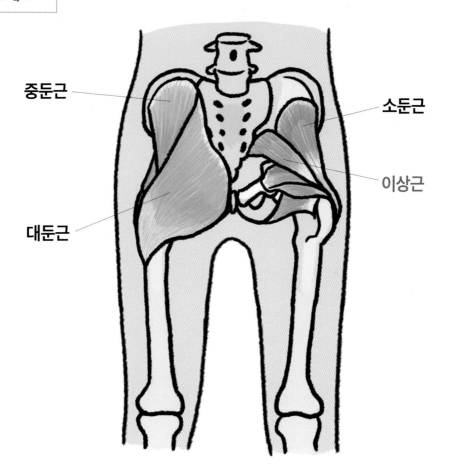

중둔근

소둔근

이상근

대둔근

골반의 코어라 할 수 있는 이상근을 강화해 봅시다. 이상근은 골반을 안정감 있게 잡아주는 안정화 근육으로, 엉치뼈에서 대퇴골까지 연결되어 있어요. 큰 근육이 아니기 때문에 근육의 움직임을 인지하려면 천천히 동작해야 합니다.

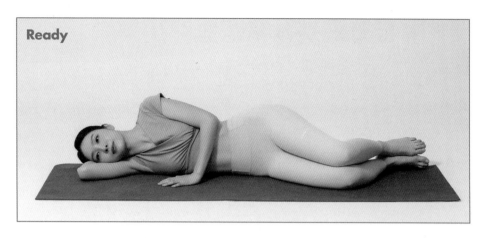

오른팔로 머리를 받치고 옆으로 눕습니다. 두 다리는 겹쳐서 살짝 구부리고 왼손은 손바닥을 펴서 가슴 앞에 내려놓습니다.

TIP 머리끝부터 꼬리뼈까지 일직선이 되도록 척추의 정렬을 맞춰요.

왼쪽 엉덩이의 힘으로 허벅지뼈가 바깥쪽으로 부드럽게 회전되는 이미지를 상상해 보세요.

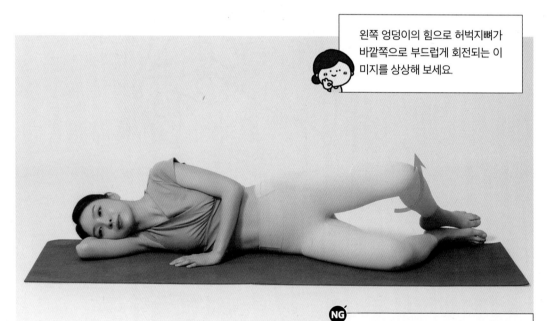

NG 다리를 과도하게 벌려 골반이 뒤로 넘어가지 않도록 주의합니다. 다리는 위로, 골반은 앞으로 밀어요.

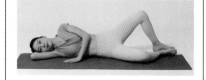

1 아랫배에 힘을 주어 허리와 골반을 고정하고, 양발을 붙인 상태에서 다리를 벌리며 왼쪽 무릎을 천천히 들어 올립니다. 5초간 자세를 유지한 뒤 엉덩이 힘을 유지한 채 제자리로 돌아옵니다. 총 4회 반복한 뒤에 반대쪽도 같은 방법으로 진행하고 양쪽 방향으로 번갈아가며 3세트 실시합니다.

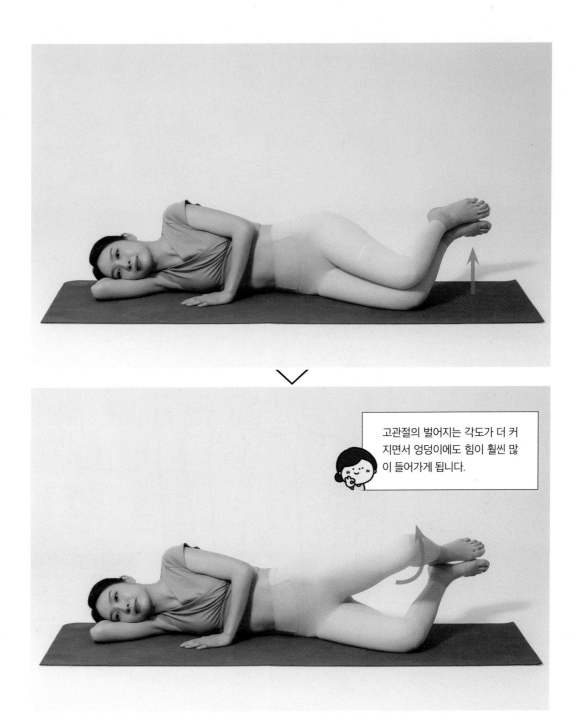

고관절의 벌어지는 각도가 더 커지면서 엉덩이에도 힘이 훨씬 많이 들어가게 됩니다.

2 두 발을 바닥에서 띄워 올린 뒤 왼쪽 무릎을 천천히 들어 올립니다. 5초간 자세를 유지한 뒤 엉덩이 힘을 유지한 채 제자리로 돌아옵니다. 총 4회 반복한 뒤에 반대쪽도 같은 방법으로 진행하고 양쪽 방향으로 번갈아가며 3세트 실시합니다.

옆으로 누워 다리 들어 움직이기

난이도
★★★

횟수
4회 × 3세트

비틀어지거나 불균형해진 골반을 바로잡는 데 탁월한 동작입니다.

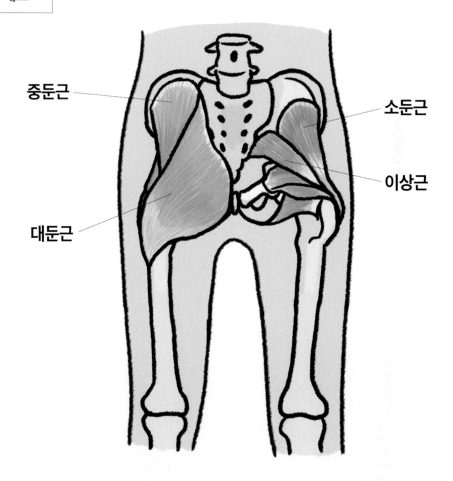

중둔근

소둔근

이상근

대둔근

중둔근은 골반 좌우에 위치한 엉덩이 근육으로, 이상근과 함께 골반을 안정감 있게 잡아주는 근육이에요. 걷기, 달리기, 균형 잡기 등을 할 때 매우 중요한 역할을 합니다. 골반 좌우의 높이가 차이 나거나 불균형한 사람이라면 꼭 따라해 보세요.

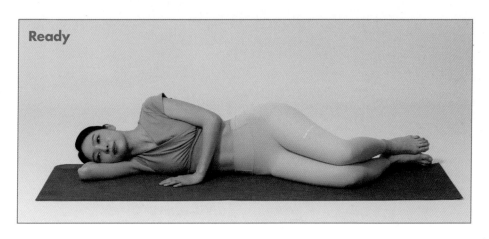

Ready

오른팔로 머리를 받치고 옆으로 눕습니다. 두 다리는 겹쳐서 살짝 구부리고 왼손은 손바닥을 펴서 가슴 앞에 내려놓습니다.

TIP 머리끝부터 꼬리뼈까지 일직선이 되도록 척추의 정렬을 맞춰요.

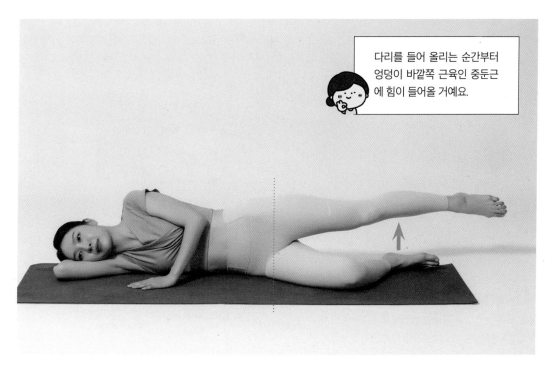

다리를 들어 올리는 순간부터 엉덩이 바깥쪽 근육인 중둔근에 힘이 들어올 거예요.

1 왼쪽 다리를 길게 뻗어 골반 높이까지 들어 올립니다. 무릎과 발등은 최대한 정면을 향하게 하고 양쪽 골반의 높이가 수평이 될 때까지만 들어 올려요.

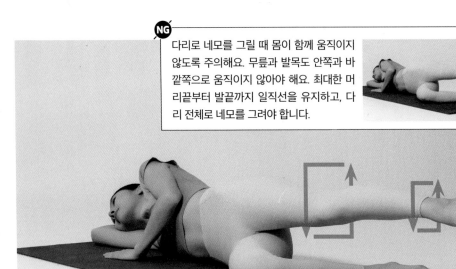

NG

다리로 네모를 그릴 때 몸이 함께 움직이지 않도록 주의해요. 무릎과 발목도 안쪽과 바깥쪽으로 움직이지 않아야 해요. 최대한 머리끝부터 발끝까지 일직선을 유지하고, 다리 전체로 네모를 그려야 합니다.

2 아랫배에 힘을 주어 허리와 골반을 고정하고 왼쪽 다리로 작은 네모를 그립니다. 엉덩이 바깥쪽에 힘이 들어오는 걸 느끼며 시계 방향과 반시계 방향으로 4회씩 네모를 그린 뒤 반대쪽도 같은 방법으로 실시합니다.

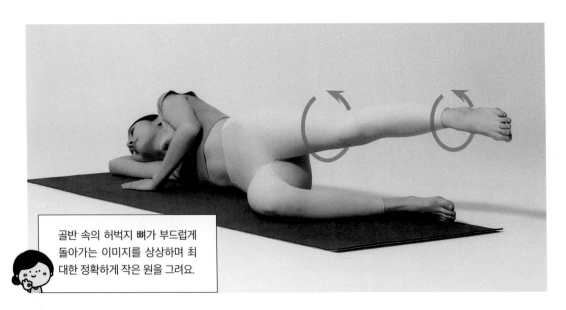

골반 속의 허벅지 뼈가 부드럽게 돌아가는 이미지를 상상하며 최대한 정확하게 작은 원을 그려요.

3 이번에는 왼쪽 다리로 작은 동그라미를 그립니다. 왼쪽 엉덩이 바깥쪽에 힘이 들어오는 걸 느끼며 시계 방향과 반시계 방향으로 4회씩 동그라미를 그린 뒤 반대쪽도 같은 방법으로 실시합니다.

TIP 골반에서부터 다리가 길게 뻗어나가듯 밀어내며 동작하면 관절의 압박을 줄이고 엉덩이에 들어오는 힘을 인지할 수 있어요.

엉덩이 근육과 코어근육까지 함께 강화해 봅시다. 옆으로 다리를 길게 뻗고 누운 자세에서 왼쪽 다리의 무릎을 세워 발바닥을 오른쪽 무릎 앞에 내려놓고 엉덩이를 바닥에서 살짝 들어 올립니다. 그러면 엉덩이 바깥쪽 근육과 옆구리 아래쪽 근육(측면 코어)에 힘이 들어와요. 이를 통해 엉덩이 근육뿐 아니라 코어근육을 함께 강화할 수 있으며, 골반의 불균형을 개선할 수 있어요.

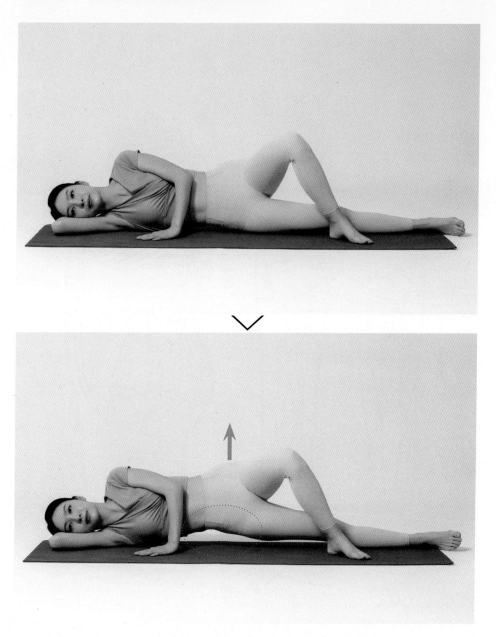

누워서 엉덩이 힘으로 골반 들어 올리기

난이도
★★★★

횟수
4회 × 3세트

엉덩이 근육과 코어의 힘을 함께 강화하고, 양쪽 골반의 회전 불균형을 해결할 수 있습니다.

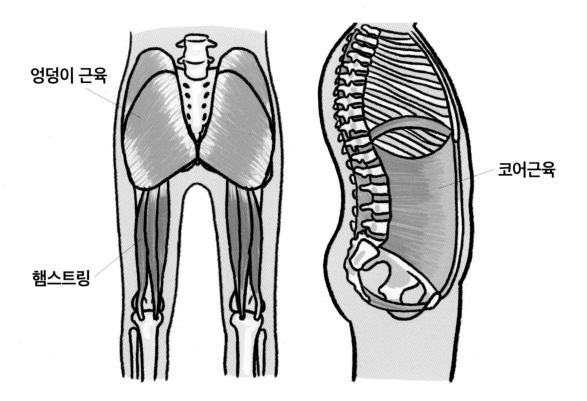

엉덩이 근육

햄스트링

코어근육

골반 주변 근육과 코어근육을 연결해 더 튼튼한 골반을 만들어 볼까요? 골반 주변 근육의 힘으로 체중을 들어 올려 골반의 균형을 잡는 동작입니다. 이때 중요한 건 골반이 한쪽으로 기울어지거나 뒤로 빠지지 않아야 해요. 이를 기억하며 동작해 봅시다.

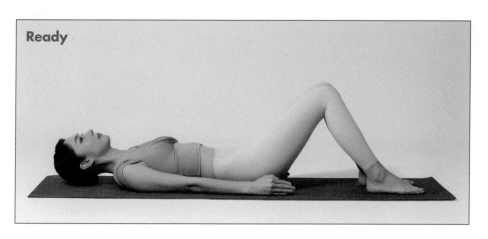

Ready

바닥에 등을 대고 누운 뒤 양 무릎을 세우고 골반너비로 벌려요. 양손은 몸 옆에 두고 손날을 세워 어깨 앞쪽을 열어줍니다.

TIP 머리끝부터 꼬리뼈까지 일직선이 되도록 척추의 정렬을 맞춰요.

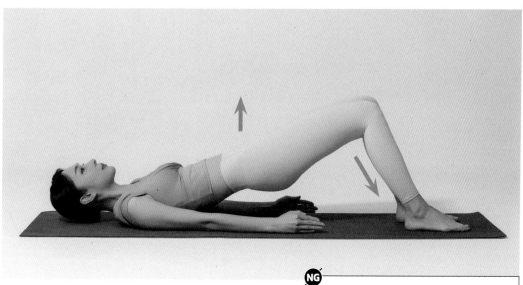

1 두 발에 동일한 힘을 주어 바닥을 누르면 엉덩이와 허벅지 뒤쪽 근육에 힘이 들어오는데, 이 힘으로 엉덩이를 들어 올려요. 아랫배는 등 쪽으로 밀어 넣어 허리를 고정합니다. 5초간 자세를 유지한 뒤 천천히 버티듯 엉덩이를 내리며 제자리로 돌아옵니다. 총 4회 3세트 반복합니다.

TIP 양쪽 무릎이 앞으로 길어지는 느낌으로, 목이 아니라 다리에 힘이 들어오게 하며 양쪽 팔뚝으로 바닥을 지지합니다.

NG 허리를 젖히는 게 아니라 양쪽 고관절을 편다는 느낌이 들도록 엉덩이 아랫부분의 힘으로 양쪽 골반을 동일하게 들어 올려야 해요.

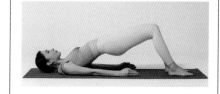

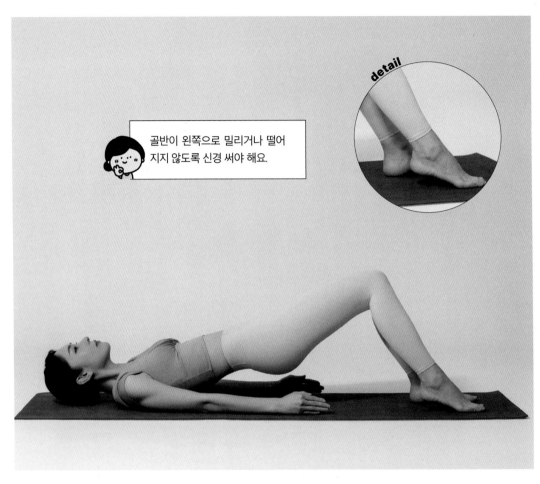

골반이 왼쪽으로 밀리거나 떨어
지지 않도록 신경 써야 해요.

detail

2 이번에는 엉덩이를 들어 올린 상태에서 왼쪽 발바닥으로 바닥을 누르고 오른발 뒤꿈치를 가볍게 들어 올립니다. 그러면 왼쪽 엉덩이 근육으로 중심을 잡을 수 있습니다. 5초간 자세를 유지한 뒤 제자리로 돌아옵니다. 반대쪽도 같은 방식으로 진행하고, 양쪽 번갈아 총 4회 3세트 반복합니다.

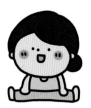

바르게 서는 자세 익히기

　　　　　서 있는 자세는 발목에서부터 무릎, 골반, 척추, 어깨, 목까지 몸 전체의 정렬에 영향을 줍니다. 특히 무게중심이 어디에 쏠리는지에 따라 서 있는 자세가 달라지죠. 지면에서부터 가장 먼저 힘을 받아들이는 발의 3가지 포인트를 잘 기억하면서 바르게 서 있는 자세를 만들어 보세요.

🙂 자신감이 살아나는 자세를 만들어요

거울 앞에 서서 자신의 서 있는 모습을 살펴보세요. 구부정한 모습에 깜짝 놀랄 수 있어요. 217쪽의 3개 사진 중에서 당신의 모습은 어디에 해당하나요? 우선 첫 번째 사진은 잘못 서 있는 대표적인 자세입니다. 서 있을 때 골반을 앞으로 밀면 체중은 발 앞쪽으로 이동하게 되고 무릎은 과하게 펴져요. 등은 넘어지지 않기 위해 뒤로 빠지고 목은 앞으로 나오게 됩니다. 두 번째 자세 역시 많은 사람이 취하는 잘못 선 자세입니다. 골반과 등이 뒤로 기울면 체중이 발 뒤쪽으로 이동하고 무릎이 살짝 구부러지면서 몸 전체가 구부정하게 됩니다.

위의 두 자세로 오래 서 있으면 어떻게 될까요? 중력에 대항해 몸을 바로 세우는 자세유지근, 즉 속근육이 일하지 않고 관절이 젖혀진 상태로 서기 때문에 근육과 관절이 점점 약해집니다. 그럼 어떻게 서야 바른 자세일까요?

옆에서 봤을 때 체중이 발 가운데보다 아주 살짝 뒤쪽에 있는 게 좋습니다. 무게중심을 뒤쪽으로 살짝 이동하면 다리 근육 전체에 골고루 힘이 들어오면서 두 다리가 단단하게 바닥을 밀어내는 느낌이 듭니다. 게다가 골반은 자연스럽게 두 발 위에 위치하게 되지요. 두 발이 바닥을 밀어내는 반발력으로 척추가 위로 길어지듯 허리와 등을 바로 세웁니다. 그러면 골반 위에 척추-어깨-머리가 올곧은 자세로 서는 느낌이 들 거예요. 우리 몸의 자세유지근들이 제대로 일하는 상태로 가장 이상적인 바로 선 자세랍니다.

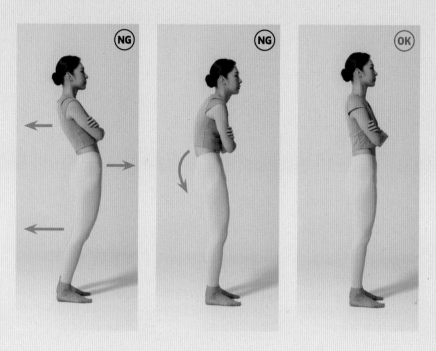

체중을 바르게 분산하는 3가지 포인트

발바닥에는 오목한 형태의 발 아치가 있습니다. 몸의 하중을 발뒤꿈치와 발가락에 효율적으로 분산하며 지면에 닿는 충격을 흡수하지요. 이런 중요한 역할을 하는 발 아치가 무너지면 두 발이 몸을 제대로 지탱할 수 없어 균형을 잃게 됩니다. 따라서 발 아치를 잘 살리려면 엄지발가락 아래쪽 편평한 부분과 새끼발가락 아래쪽 부분, 발뒤꿈치 3곳에 삼각형처럼 체중이 고르게 실려야 합니다. 힘없이 서 있을 때보다

이 3가지 포인트에 체중을 고르게 분산하면 발바닥에서부터 골반까지 몸을 바로 세워주는 힘이 느껴질 거예요.

그런데 체중이 발 안쪽으로 실리면서 발 아치가 무너지면 평발이 됩니다. 반대로 체중이 발 바깥쪽으로 실리면 발등이 높이지면서 요족(발목 틀어짐)과 같은 발목 변형이 생길 수 있어요. 평발이나 요족은 발목을 불안하게 만들 뿐 아니라 위쪽으로 무릎과 골반의 변형도 일으킵니다. 대표적인 증상이 바로 휜 다리입니다.

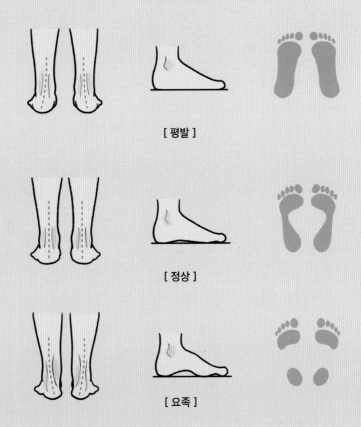

[평발]

[정상]

[요족]

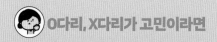 **O다리, X다리가 고민이라면**

휜 다리를 나누는 기준은 정말 다양하지만, 크게 외관상 두 가지 모양으로 나눕니다. 바로 O다리와 X다리입니다.

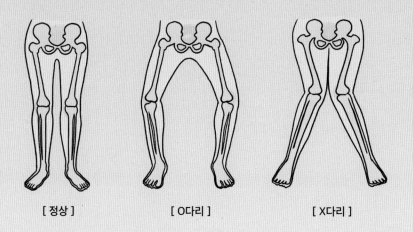

[정상]　　　　　[O다리]　　　　　[X다리]

이상적인 다리 모양은 고관절에서부터 무릎 중앙, 발목 중앙까지가 일직선으로 연결된 모습이어야 합니다. 하지만 O다리는 정면에서 봤을 때 두 무릎 사이가 벌어져 O자 모양처럼 보이며, 두 다리를 모아서 서도 두 무릎이 붙지 않습니다. X다리는 무릎이 모여 있어 정면에서 봤을 때 X자 모양을 하고 있고 두 발목이 붙지 않습니다. 이렇게 휜 다리의 경우 몸의 무게중심이 너무 앞쪽이나 뒤쪽으로 이동하면서 골반의 위치 또한 변하게 됩니다.

자신이 O다리이거나 X다리라면 몸의 무게중심이 잘못 위치해 있다는 뜻입니다. 즉 휜 다리를 바로 잡으려면 발의 3가지 포인트의 힘을 기억하고, 골반의 위치를 바로 잡아야 하며 속근육을 사용해 바른 자세를 만들려고 노력해야 해요. 바르게 선 자세는 발목-무릎-골반-척추-어깨-목까지 몸 전체의 정렬에 영향을 주기 때문입니다.

06

무릎 바로 세우기

BIG 7 LIST

아무 이상이 없는데
무릎이 아프다면

계단을 내려갈 때 무릎이 찌릿하며 아픈가요? 무릎을 꿇거나 양반다리로 앉을 때 통증이 느껴지나요? 통증까진 아니더라도 무릎을 움직일 때 뻐근한가요? 사실 무릎 통증은 살면서 누구나 한 번쯤 경험할 정도로 흔한 증상입니다. 일상생활에서 자주 움직이지 않거나 오래 앉아 있는 경우 무릎이 압박되면서 통증이 나타나죠. 무릎을 과도하게 사용하는 운동을 할 때도 통증이 발생합니다.

게다가 무릎은 유독 날씨의 영향을 받기도 해요. "비가 오려나. 무릎이 아프네"라고 말씀하시는 어르신들을 본 적이 있을 거예요. 놀라운 건 그냥 하시는 말씀이 아니라 정말 과학적 근거가 뒷받침되는 이야기라는 겁니다. 비 오는 날씨처럼 기온과 기압이 낮아지면 관절 내부의 압력이 달라지고 근육이나 인대의 유연성 또한 영향을 받아요. 그러면 작은 충격에도 무릎 통증이 발생하게 됩니다. 이처럼 무릎관절은 다양한 요인에 의해 쉽게 영향을 받으며, 자주 무리해서 사용하면 손상되고 통증이 나타날 수 있어요. 따라서 평소에 무릎 주변의 근력을 강화할 수 있는 운동이나 스트레칭을 통해 무릎의 유연성을 유지해야 합니다.

간혹 '아직 무릎이 아플 나이도 아니고 무릎을 많이 쓰지도 않았는데… 왜 무릎이 아픈 거지?'라고 생각하는 사람이 있어요. 대부분의 사람들은 무릎을 지나치게 많이 사용하거나 나이가 들면 자연스럽게 닳는다고 생각합니다. 하지만 무릎은 퇴행성 변화만 있는 게 아니에요. 만약 무릎에 전혀 이상이 없는데 평소 통증이 있다면 '슬개대퇴통증 증후군'을 의심해 봐야 합니다. 무릎은 구부렸다가 펼 때 무릎 앞쪽에 있는 슬개골(무릎뼈)이 위아래로 조금씩 움직여요. 그런데 슬개골이 정상적인 방향으로 주행하지 않으면 무릎에 통증이 발생하거나 '뚝'하는 소리가 반복적으로 나타날 수 있습니다. 이런 경우 허벅지 앞쪽 근육인 대퇴사두근이 불균형한 상태이거나 엉덩이 근육의 약화로 무릎 정렬이 무너져 있는 경우가 많아요. 특히 통증은 계단을 내려올 때나 오래 앉아 있을 때 더 심해지기 때문에 높은 곳에서 내려올 때나 중심을 잡을 때 무릎의 위치가 안쪽이나 바깥쪽으로 쏠리지 않는지 잘 관찰해야 합니다.

Q. 무릎에서 딱딱 소리가 나요!

A. 무릎에 아무 문제가 없는데 앉았다 일어나거나 스쿼트, 런지 같은 하체운동을 할 때 무릎에서 딱딱 소리가 나는 사람들이 있어요. 그때마다 "통증이 없으면 괜찮아!"라는 이야기를 많이 들었을 거예요. 관절에서 나는 소리는 움직임으로 인해 관절 내부의 압력이 달라지면서 발생합니다. 주변의 근육이 많이 긴장했거나 근육의 긴장도가 다를 때 무릎관절이 뻐근해지는 느낌과 함께 관절에서 소리가 나게 되죠. 만약 일회성이 아니라 움직일 때마다 소리가 나거나 통증이 동반된다면 문제점을 빨리 파악해야 합니다. 전문의를 찾아 상담을 받아보기를 추천해요.

무릎 주변 근육의 밸런스 맞추기

움직임이 큰 만큼 무릎이 크고 다양하게 움직일 거라 생각하지만, 그건 오해예요. 무릎은 움직임이 큰 관절이 아닙니다. 무릎관절은 위쪽의 허벅지 뼈(대퇴골)와 아래쪽 정강이뼈(경골)가 연결되는 관절로, 구부리거나 펴는 동작이 주로 일어납니다. 물론 상황에 따라 움직임의 끝에서 아주 미세한 회전이 일어나긴 하지만, 마치 문의 경첩처럼 접혔다가 펴지는 단순한 움직임이 대표적이죠.

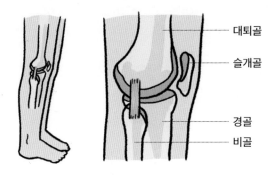

대퇴골

슬개골

경골

비골

지금 무릎을 살짝 만져보세요. 무릎 앞쪽에 동그란 뼈가 만져질 거예요. 바로 '슬개골'이라는 작은 뼈로 허벅지 뼈와 정강이뼈가 만나는 무릎관절 위에 뚜껑처럼 덮여 있습니다. 무릎을 구부리고 펼 때 무릎관절 속 슬개골이 위아래로 조금씩 움직이며 무릎관절의 압박을 줄이고 원활한 움직임을 만들어요.

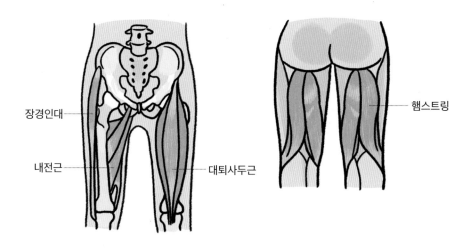

장경인대

내전근

대퇴사두근

햄스트링

무릎의 움직임은 골반에서부터 무릎까지 연결되는 길고 큰 4개의 근육과 조직이 만들어 냅니다. 무릎의 앞쪽에 위치한 대퇴사두근은 무릎 앞쪽을 보호하면서 무릎 펴는 역할을 담당해요. 무릎 뒤쪽의 슬괵근, 즉 햄스트링은 무릎 뒤쪽을 보호하며 무릎을 구부리는 역할을 합니다. 무릎 안쪽의 내전근은 다리를 모으고, 무릎 바깥쪽에 있는 장경인대(근육이 아닌 긴 인대 조직)는 다리를 바깥쪽을 당기며 무릎 바깥쪽을 보강해 줍니다. 이 4개의 근육과 조직이 무릎을 보호하고 바른 움직임을 만들어 내죠.

그런데 이들의 힘이 불균형해지면 어떻게 될까요? 무릎의 움직임이 불안정해질 뿐 아니라 슬개골도 본래 움직이는 주행 방향에서 벗어납니다. 그 결과 무릎관절을 움직일 때마다 우두둑 소리가 나거나 무릎연골과 주변 조직이 손상을 입게 되지요. 따라서 운동 전에는 무릎의 원활한 움직임을 위해 4개 근육과 조직의 긴장을 풀어주는 게 무엇보다 중요합니다.

엉덩이 근육을 강화해야
무릎 통증에서 벗어날 수 있다

무릎 건강에 중요한 근육이 또 있습니다. 바로 엉덩이 근육이에요. 엉덩이 근육이 없으면 무릎 통증이 생길 수 있다는 사실을 알고 있나요? 걸을 때 지면에서 올라오는 충격을 완충하는 역할을 엉덩이 근육이 합니다. 앉았다 일어설 때, 계단을 오르내릴 때 무릎이 안쪽으로 모이는 것을 막는 근육 또한 엉덩이 근육이지요. 상체와 하체를 연결해주는 골반의 안정성도 만듭니다.

엉덩이 근육이 부족해 다리를 움직일 때 엉덩이 근육이 적절하게 사용되지 못하면 무릎과 허리에 압박하는 힘이 가해지면서 통증이 생깁니다. 서 있을 때도 하체의 근육을 골고루 사용하지 못해 무릎관절이 지나치게 뒤로 빠지는 '반장슬Back Knee'이 생기기도 해요. 그러면 걷기, 달리기 등 일상생활 동작이나 스쿼트, 런지 등과 같은 하체운동을 할 때 엉덩이 힘을 잘 사용하지 못해 무릎을 먼저 사용하는 식으로 몸의 패턴이 바뀝니다. 이러한 패턴이 반복되면 무릎 손상은 더욱 심해져요. 따라서 엉덩이 근육이 움직임을 먼저 리드하도록 운동의 패턴을 바꿔주는 것이 중요해요.

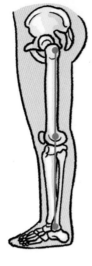
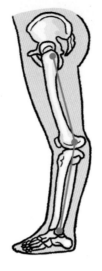

[정상적인 무릎관절] [반장슬]

무릎 운동은
이렇게 시작하세요!

• 강도와 속도

무릎을 건강하게 유지하거나 무릎 통증을 개선하려면 반드시 엉덩이 근육을 강화하면서 골반부터 무릎까지 연결된 근육의 밸런스를 맞춰야 합니다. 허벅지 앞쪽, 뒤쪽, 안쪽, 바깥쪽 근육이 균형을 이루어야 무릎을 사방으로 안정화할 수 있기 때문이죠. 또 균형이 맞아야 슬개골이 본래의 주행 방향 안에서 안정감 있게 움직일 수 있습니다. 따라서 이번 챕터에서는 무릎 자체를 강화하는 운동보다 골반부터 무릎까지 연결된 근육의 밸런스를 맞추는 방향으로 운동을 진행할게요. 기능적인 면에서 가장 효과적인 방법입니다.

처음 운동을 시작할 때는 무릎 주변에 뻐근한 느낌이 들 수 있어요. 처음부터 횟수를 많이 진행하면 무리가 갈 수 있으니 천천히 횟수를 늘리며 운동하기를 권합니다.

• 무릎 강화 운동 시 중요 포인트

오래 앉아 있거나 서 있는 자세로 인해 대부분의 사람들은 무릎 주변 근육이 많이 굳어 있어요. 근육들의 밸런스도 무너져 있지요. 따라서 운동을 시작하기 전에 무릎 주변 근육들을 스트레칭해 적절한 긴장감을 만들고 무릎에 가하는 압박감을 줄여야 합니다. 본격적인 운동을 바로 시작할 경우 무릎에서 소리가 나거나, 근육이 아닌 무릎관절이 압박되는 느낌으로 힘이 들어갈 수 있어요.

무릎 주변을 감싸고 있는 근육들은 크고 강한 편이지만, 무릎관절처럼 안정성이 필요한 움직임을 위해서는 세밀한 조절력이 필요해요. 동작을 빠른 속도로 하기보다 천천히 들어 올리고 버티듯 내리는 식으로 근육의 다양한 수축력과 조절력을 만들어 보세요.

또한 오래 앉아 있으면 고관절 주변 근육이 약해져 체중을 지지하거나 걷기 같은 움직임을 할 때 무릎의 조절 능력이 떨어져요. 이때 고관절을 가장 일차적으로 안정화시켜주는 근육이 엉덩이 근육입니다. 그중에서 골반 뒷부분을 잡아주며 충격을 흡수하는 대둔근과 좌우 흔들림을 잡아주는 중둔근의 기능이 매우 중요하죠. 따라서 무릎 주변 근육을 강화하는 운동과 함께 대둔근, 중둔근도 강화해 보도록 할게요. 무릎관절은 일상생활 중 다양한 상황에서 안정성을 유지하는 능력이 무엇보다 중요하기 때문에 밸런스 회복 운동 역시 빼놓지 않고 진행해 볼게요.

나의 무릎은 건강할까?

- ☐ 의자에 하루 3시간 이상 앉아 있다.
- ☐ 바닥에 양반다리 자세로 오래 앉아 있다.
- ☐ 걸을 때 무릎에 통증이 있다.
- ☐ 등산이나 달리기를 하고 나면 무릎 통증이 있다.
- ☐ 무릎이 아파 스쿼트나 런지 같은 하체운동이 꺼려진다.
- ☐ 기어가는 자세나 무릎 꿇은 자세를 할 때 무릎이 아프다.
- ☐ 높은 힐이나 납작한 신발을 즐겨 신는다.
- ☐ 계단을 오르내릴 때 무릎이 불편하다.
- ☐ 유독 허벅지 앞쪽 근육만 많이 발달되어 있다.

☑ 9개 중 4개 이상 해당된다면 무릎 운동을 반드시 시작해야 합니다.
p.228의 동작부터 순차적으로 진행하세요.

손으로 발등 잡고 허벅지 당기기

난이도
★★

횟수
양쪽 4회씩

허벅지 안쪽, 가운데, 바깥쪽 근육을 분리해 세세하게 이완하고 무릎 통증을 완화할 수 있어요.

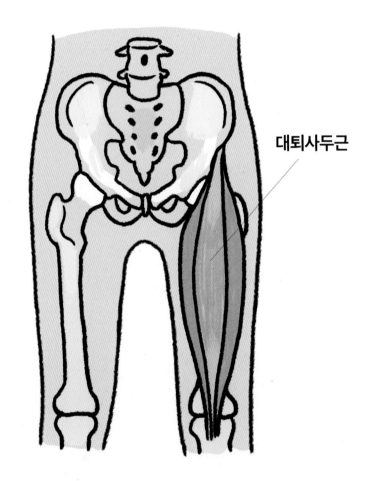

대퇴사두근

무릎 위쪽에 위치한 대퇴사두근은 골반에서부터 무릎을 넘어 정강이뼈까지 연결되는 큰 근육입니다. 대퇴직근, 외측광근, 내측광근, 중간광근 4개의 근육으로 이루어져 있으며 무릎의 안정성을 유지하는 데 매우 중요해요. 오래 앉아 있어 대퇴사두근이 굳으면 슬개골의 압박성 긴장을 만들어 통증이 발생할 수 있습니다.

Ready

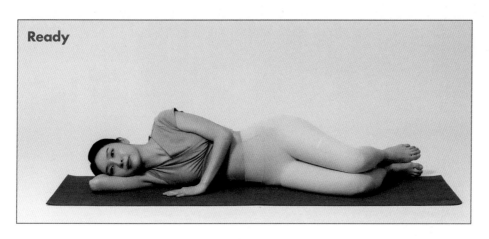

오른팔로 머리를 받치고 옆으로 눕습니다. 두 다리는 겹쳐서 살짝 구부리고 왼손은 손바닥을 펴서 가슴 앞에 내려놓습니다.

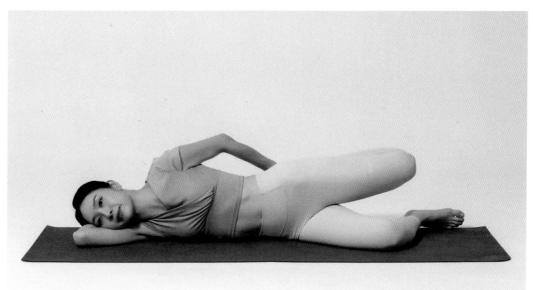

1 왼쪽 다리를 골반 높이로 들어 올리고 왼손으로 발등을 잡습니다. 아랫배와 엉덩이에 힘을 주면서 발등 잡은 손을 뒤로 살짝 당긴 뒤 허벅지 앞쪽 근육이 길게 스트레칭 되는 걸 느끼면서 3회 호흡해요. 이 동작을 4회 반복합니다.

NG 허리가 뒤로 확 젖혀지지 않도록 주의해요.

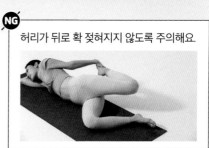

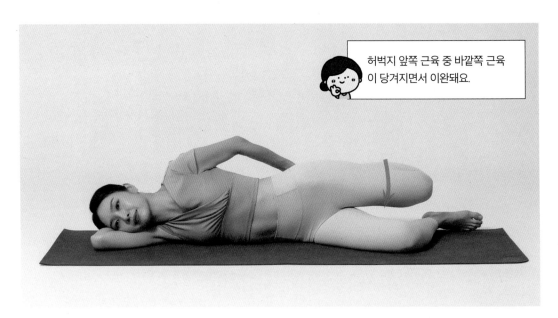

2 이번에는 발등을 왼손으로 잡은 상태에서 허벅지를 골반 높이보다 조금 아래쪽으로 내린 뒤 3회 호흡합니다. 이 동작을 4회 반복해요.

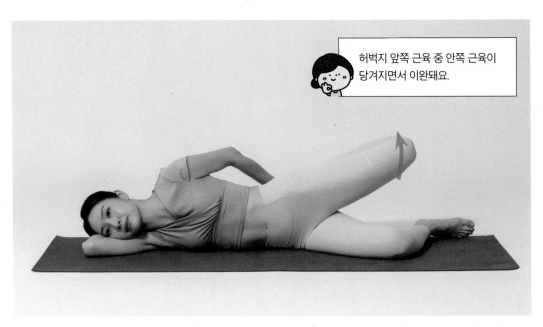

3 이번에는 발등을 손으로 잡은 상태에서 허벅지를 골반 높이보다 조금 위로 들어 올린 뒤 3회 호흡합니다. 이 동작을 4회 반복해요.

TIP 허벅지를 들어 올리고 호흡하는 동작에서 통증과 불편감이 없다면 발등을 손으로 잡은 상태에서 허벅지를 위아래로 부드럽게 움직입니다. 이 동작을 4회 반복한 뒤 반대쪽도 같은 방법으로 실시합니다.

다리 겹쳐 좌우로 내리기

고관절의 불균형을 개선함과 동시에 무릎의 안정성과 좌우 움직임이 향상됩니다.

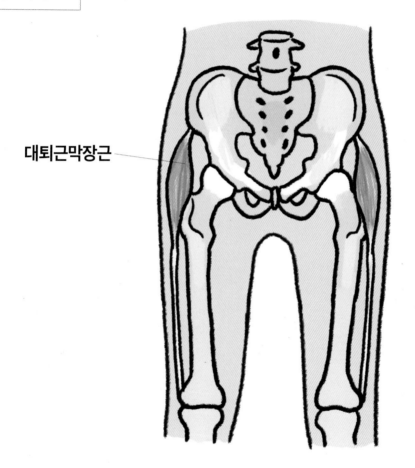

대퇴근막장근

골반 바깥쪽에 위치한 대퇴근막장근은 장경인대를 타고 무릎 바깥쪽까지 연결된 근육으로, 많이 긴장되어 있을 경우 무릎 바깥쪽에 염증이나 통증을 만들 수 있어요. 계단을 오르내리거나 달리기, 스쿼트 같은 동작 시 무릎 바깥쪽이 아플 때 대퇴근막장근을 풀어주면 도움이 됩니다.

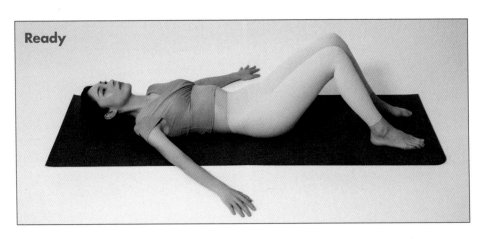

바닥에 등을 대고 누운 뒤 양 무릎을 세우고 골반 너비로 벌려요. 양손은 펴서 몸 옆에 멀리 둡니다.

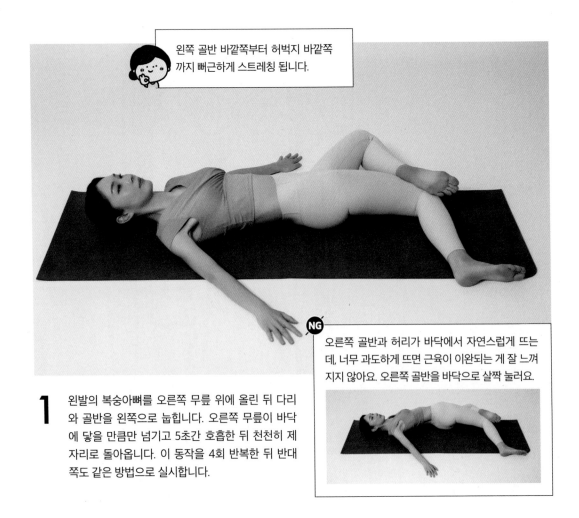

왼쪽 골반 바깥쪽부터 허벅지 바깥쪽까지 뻐근하게 스트레칭 됩니다.

1 왼발의 복숭아뼈를 오른쪽 무릎 위에 올린 뒤 다리와 골반을 왼쪽으로 눕힙니다. 오른쪽 무릎이 바닥에 닿을 만큼만 넘기고 5초간 호흡한 뒤 천천히 제자리로 돌아옵니다. 이 동작을 4회 반복한 뒤 반대쪽도 같은 방법으로 실시합니다.

NG 오른쪽 골반과 허리가 바닥에서 자연스럽게 뜨는데, 너무 과도하게 뜨면 근육이 이완되는 게 잘 느껴지지 않아요. 오른쪽 골반을 바닥으로 살짝 눌러요.

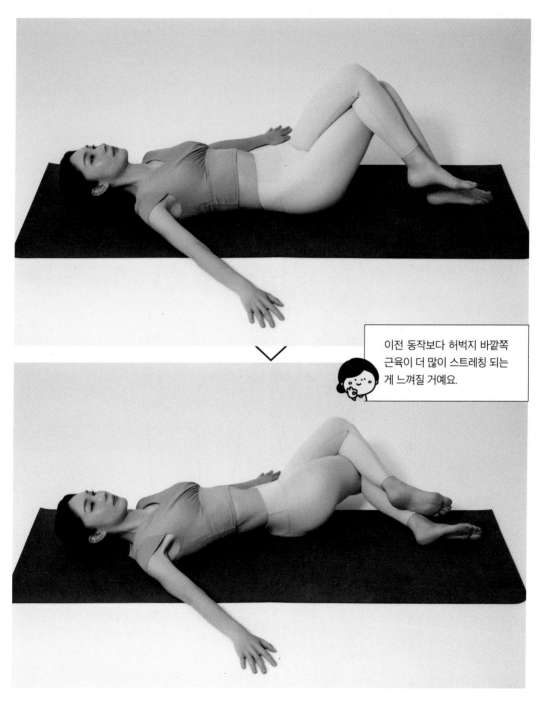

이전 동작보다 허벅지 바깥쪽 근육이 더 많이 스트레칭 되는 게 느껴질 거예요.

2 이번에는 두 무릎을 세웠다가 왼쪽 다리를 오른쪽 무릎 위로 넘겨 두 다리를 꼰 상태에서 그대로 두 다리를 왼쪽으로 눕힙니다. 5초간 호흡했다가 천천히 제자리로 돌아옵니다. 이 동작을 4회 반복한 뒤 반대쪽도 같은 방법으로 실시합니다.

누워서 양손으로 다리 벌리기

난이도
★★

횟수
양쪽 4회씩

무릎 안쪽 근육이 이완되어 움직임이 부드러워지고, 비뚤어진 골반을 제자리로 되돌리는 동작입니다.

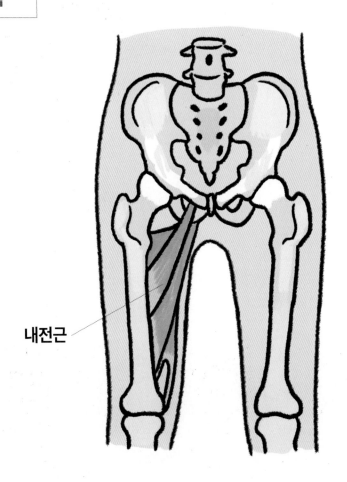

내전근

내전근은 골반에서 무릎 안쪽으로 길게 이어지는 근육이에요. 내전근이 많이 긴장하면 무릎 안쪽이 불안정해지고 통증이 발생할 수 있습니다. 수축할 경우 무릎을 안쪽으로 모으는 힘이 생기기 때문에 골반과 무릎을 안정화시키는 중둔근이 약화되기도 해요. 스트레칭을 통해 내전근의 정상적인 긴장도를 만들어 봅시다.

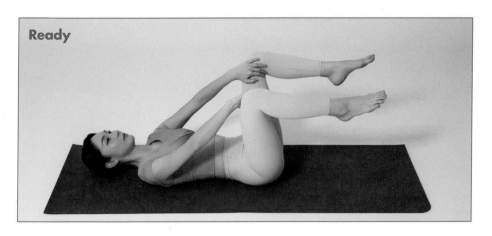

Ready

바닥에 등을 대고 누운 뒤 무릎을 90도가 되도록 들어 올리고 골반 너비로 벌려요. 양손은 뻗어 무릎 안쪽을 가볍게 잡습니다.

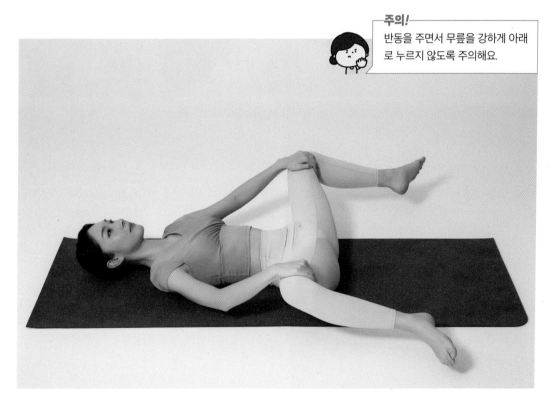

주의!
반동을 주면서 무릎을 강하게 아래로 누르지 않도록 주의해요.

1 양손으로 무릎 안쪽을 살짝만 힘주어 누르며 유연성이 허락하는 정도까지만 두 다리를 천천히 바깥쪽으로 벌린 뒤 5초간 호흡해요. 천천히 다리를 모아 제자리로 돌아왔다가 같은 동작을 4회 반복합니다.

TIP 허리 뒤쪽이 바닥에 짓눌리지 않게 골반을 뒤로 살짝 밀어 오리 엉덩이처럼 만들면 허벅지 안쪽의 더 깊은 근육까지 스트레칭 됩니다.

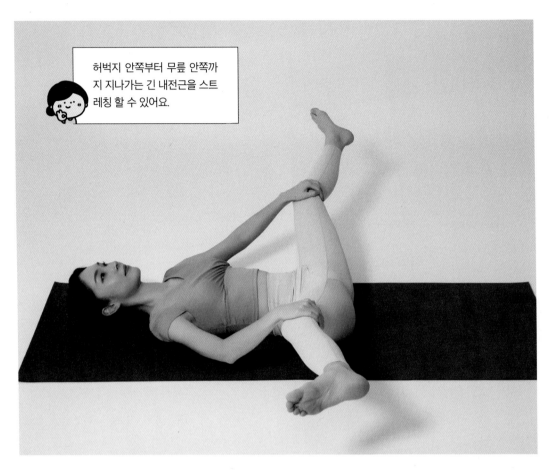

허벅지 안쪽부터 무릎 안쪽까지 지나가는 긴 내전근을 스트레칭 할 수 있어요.

2 이번에는 바닥에 등을 대고 누운 상태에서 두 다리를 쭉 펴서 90도로 들어 올렸다가 양손으로 무릎 안쪽을 가볍게 누르며 두 다리를 천천히 바깥쪽으로 벌려요. 5초간 호흡한 뒤 천천히 두 다리를 모아 제자리로 돌아오고 같은 동작을 4회 반복합니다.

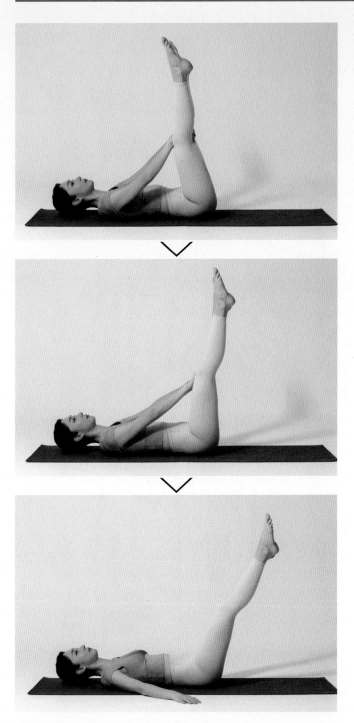

내전근은 하나의 두꺼운 근육이 아니라 5개의 다양한 근육으로 이루어져 있어요. 단, 허벅지뼈를 기준으로 크게 앞쪽, 중간, 뒤쪽 부분으로 나눌 수 있습니다. 다양한 내전근을 골고루 스트레칭하려면 다리 들어 올리는 각도를 조절하면 됩니다. 두 다리를 쭉 편 다음 90도 이상, 90도, 90도 이하로 들어 올린 뒤 양손으로 무릎 안쪽을 밀어 두 다리를 벌리면 더 효과적으로 스트레칭할 수 있지요. 각도마다 4회씩 스트레칭해 보세요.

발등 당겨 다리 들어 올리기

난이도
★★

횟수
4회 × 3세트

버티는 동작을 통해 무릎과 다리 전체의 안정성이 향상됩니다.

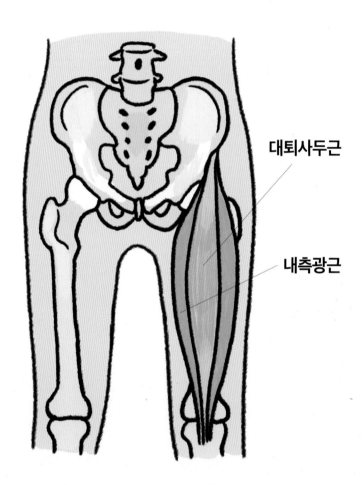

대퇴사두근

내측광근

무릎 주변의 긴장된 근육을 풀었다면, 이제 무릎의 코어근육이자 안정화근육인 내측광근을 강화해 볼게요. 내측광근은 허벅지 앞쪽 대퇴사두근 중 가장 안쪽에 위치한 근육입니다. 무릎에 문제가 생겨 살펴보면 대부분 내측광근이 약해져 있는 경우가 많아요. 우선 대퇴사두근을 전체적으로 강화한 다음 내측광근이 활성화될 수 있는 각도로 운동을 진행해 볼게요.

Ready

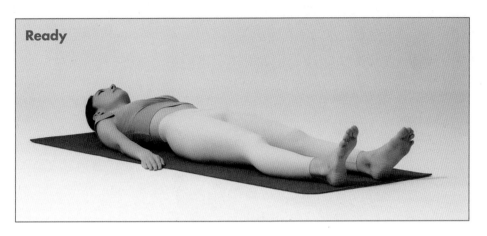

바닥에 등을 대고 누운 뒤 다리를 골반 너비로 벌려요. 무릎과 발등은 천장을 향하게 하고 양손은 몸 옆에 편하게 둡니다.

TIP 무릎이 많이 불편하다면 무릎 아래에 쿠션 또는 매트를 접어서 받친 뒤 무릎을 살짝 구부려요.

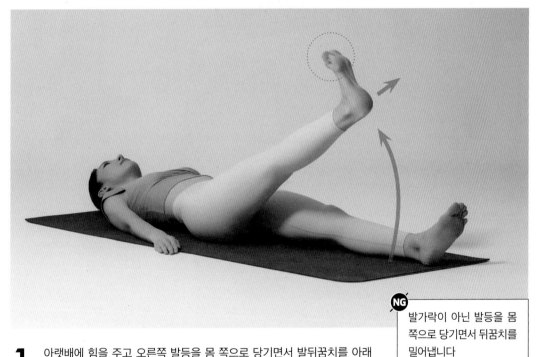

NG 발가락이 아닌 발등을 몸 쪽으로 당기면서 뒤꿈치를 밀어냅니다

1 아랫배에 힘을 주고 오른쪽 발등을 몸 쪽으로 당기면서 발뒤꿈치를 아래 쪽으로 길게 밀어요. 그 상태를 유지하며 오른쪽 다리를 천천히 들어 올렸 다가 5초간 호흡한 뒤 다리를 버티듯 천천히 제자리로 돌아옵니다. 이 동 작을 총 4회 3세트 반복한 뒤 반대쪽도 같은 방법으로 실시해요.

TIP 허벅지 앞쪽으로 힘이 단단하게 들어오는 게 느껴질 거예요. 다리는 들 어 올릴 수 있는 정도까지만 움직여요.

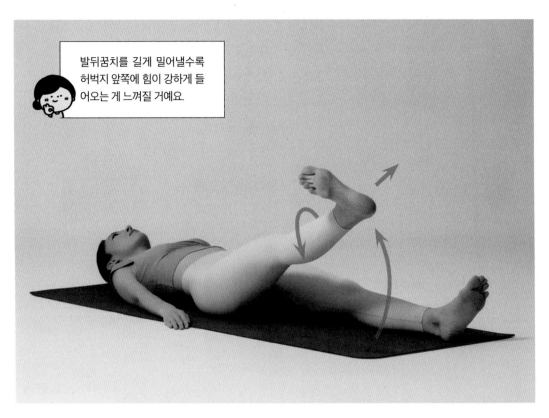

2 이번에는 무릎과 발등을 바깥쪽 45도로 향하게 한 뒤 오른쪽 발등을 몸 쪽으로 당기고 발뒤꿈치는 밀면서 다리를 천천히 들어 올립니다. 5초간 호흡한 뒤 다리를 버티듯 천천히 제자리로 돌아옵니다. 이 동작을 총 4회 3세트 반복한 뒤 반대쪽도 같은 방법으로 실시해요.

옆으로 누워 다리 들어 올리기

난이도
★★★

횟수
4회 × 3세트

무릎 안쪽 근육인 내전근을 강화하고 활성화하며 골반 틀어짐과 무릎의 불안정성을 개선하는 동작입니다.

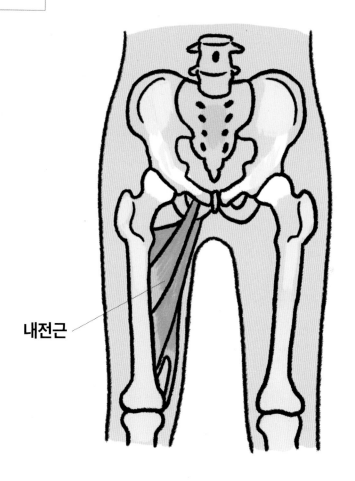

내전근

내전근은 허벅지 근육 중 가장 약해지고 짧아지기 쉬워요. 그러면 무릎 주변 근육들이 불균형해지고 몸의 중심을 잡기가 어려워집니다. 골반이 틀어질 위험도 높아지지요. 그런 만큼 무릎 안쪽을 안정화시켜 주는 내전근은 반드시 운동을 통해 힘을 길러야 하는 근육입니다.

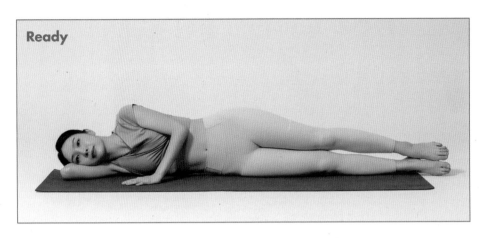

Ready

오른팔로 머리를 받치고 옆으로 눕습니다. 두 다리는 겹쳐서 쭉 펴고 왼손은 손바닥을 펴서 가슴 앞에 내려놓습니다.

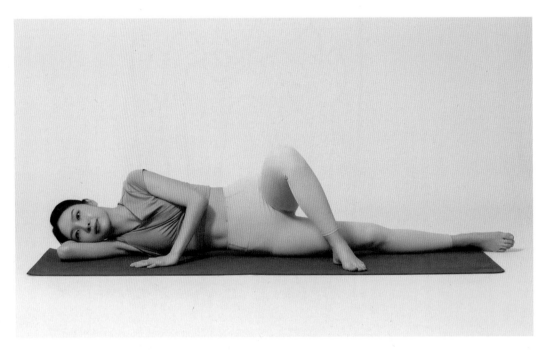

1 왼쪽 다리를 구부려 오른쪽 다리 앞에 두고 골반이 앞뒤로 흔들리지 않도록 합니다.

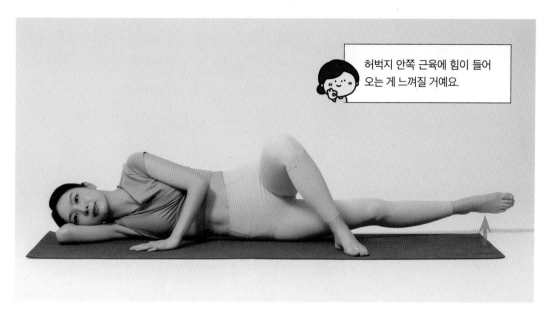

허벅지 안쪽 근육에 힘이 들어
오는 게 느껴질 거예요.

2 아랫배에 힘주어 허리와 골반을 고정한 상태에서 오른쪽 다리를 위로 살짝 들어 올립니다. 골반이 흔들리지 않을 정도까지만 다리를 들어 올렸다가 버티듯 천천히 제자리로 돌아옵니다. 이 동작을 4회 3세트 반복한 뒤 반대쪽도 같은 방법으로 실시해요.

TIP 허벅지 안쪽 위에 물컵이 있다고 상상해 보세요. 물컵이 떨어지지 않게 다리를 천천히 들어 올립니다.

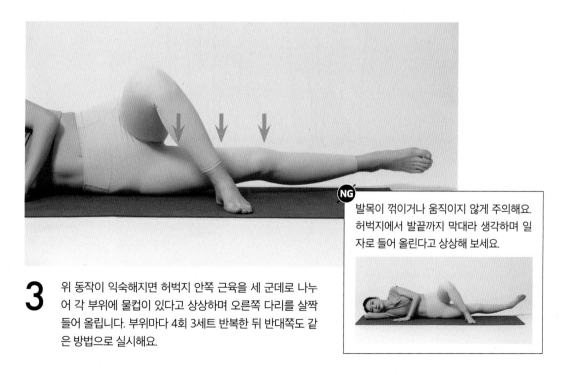

NG 발목이 꺾이거나 움직이지 않게 주의해요.
허벅지에서 발끝까지 막대라 생각하며 일
자로 들어 올린다고 상상해 보세요.

3 위 동작이 익숙해지면 허벅지 안쪽 근육을 세 군데로 나누어 각 부위에 물컵이 있다고 상상하며 오른쪽 다리를 살짝 들어 올립니다. 부위마다 4회 3세트 반복한 뒤 반대쪽도 같은 방법으로 실시해요.

엎드려서 무릎 접어 다리 들어 올리기

난이도
★★★

횟수
4회 × 3세트

허벅지 뒤쪽 근육과 엉덩이 근육을 강화해 다리 전반의 힘을 기를 수 있으며 특히 무릎 뒤쪽의 안정성이 향상됩니다.

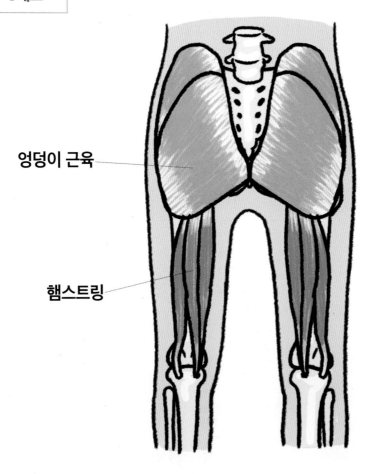

엉덩이 근육

햄스트링

무릎 뒤쪽을 안정화시키려면 허벅지 뒤쪽 근육인 햄스트링과 엉덩이 근육을 함께 강화시켜야 해요. 골반과 다리 뒤쪽 근육이 약해지면 무릎의 조절 능력이 떨어지기 때문입니다. 무릎의 안정성은 엉덩이 근육을 먼저 활성화한 뒤 햄스트링을 함께 사용해야 높아집니다. 지금부터 무릎 뒤쪽부터 엉덩이 근육까지 단련해 보세요.

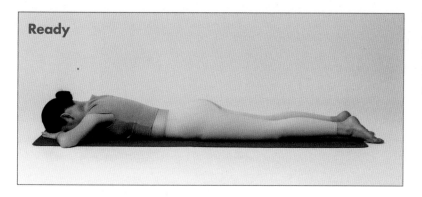

Ready

바닥에 엎드린 자세에서 두 다리를 쭉 뻗어 골반 너비로 벌려요. 양손은 앞으로 모아 포개고 손등 위에 이마를 올려놓습니다.

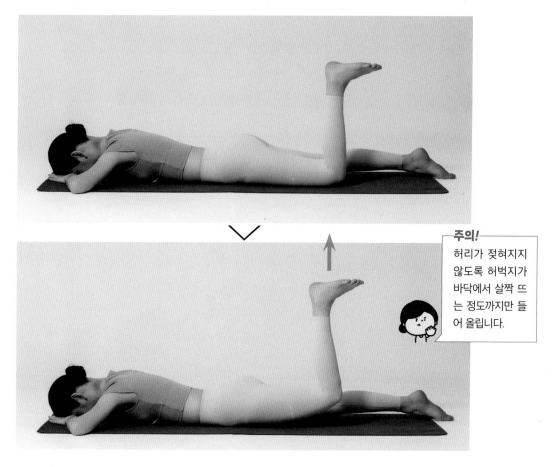

주의!
허리가 젖혀지지 않도록 허벅지가 바닥에서 살짝 뜨는 정도까지만 들어 올립니다.

1 왼쪽 다리를 90도 정도로 구부려 발바닥이 천장을 향하게 하고 아랫배에 힘주어 허리를 고정합니다. 그 상태에서 발뒤꿈치를 천장으로 밀어내듯 왼쪽 허벅지를 들어 올렸다가 천천히 내려놓습니다. 이 동작을 4회 3세트 반복한 뒤 반대쪽도 같은 방법으로 실시해요.
TIP 허벅지 뼈가 골반에서부터 길게 뽑아져 나가는 느낌으로 동작을 해야 엉덩이와 허벅지 근육에 정확하게 힘이 들어오고 관절 압박이 없어요.

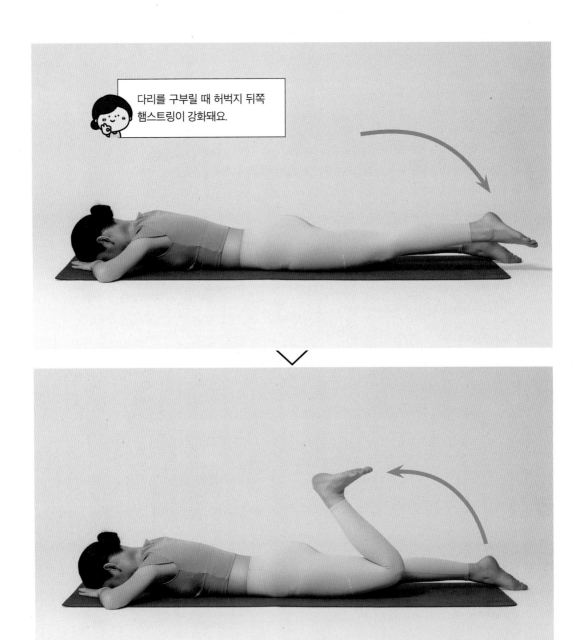

다리를 구부릴 때 허벅지 뒤쪽 햄스트링이 강화돼요.

2 이번에는 발뒤꿈치를 천장으로 밀어내듯 왼쪽 허벅지를 들어 올립니다. 다리를 들어 올린 상태를 유지하면서 무릎을 90~120도 정도 구부렸다가 다시 폅니다. 이 동작을 4회 3세트 반복한 뒤 반대쪽도 같은 방법으로 실시합니다.

TIP 다리를 움직일 때 물속에서 무겁게 다리를 구부렸다가 다시 물살을 밀어내면서 펴는 느낌으로 천천히 진행하면 다리 뒤쪽 근육에 자극이 훨씬 많이 옵니다.

다리 뒤로 뻗었다가 들어 올리기

난이도
★★★★

횟수
4회 × 3세트

자신의 체중을 버티며 하체의 균형감각을 키우는 동작으로, 허벅지 근육과
골반, 무릎 주변 근육을 동시에 강화할 수 있어요.

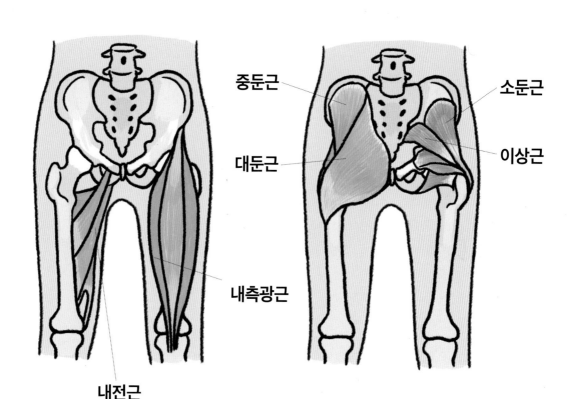

중둔근

소둔근

대둔근

이상근

내측광근

내전근

마지막으로 골반을 무너지지 않게 잡아주는 중둔근과 무릎을 안정화시키는 내측광근을 함께 강화해 봅
시다. 골반과 무릎을 함께 단련하는 연결성 있는 운동을 하면 걷기 등 일상생활에서도 무릎을 보호할 수
있는 움직임이 가능하답니다.

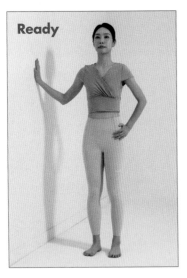

Ready

몸 오른쪽에 벽을 두고 바르게 섭니다. 오른손 손바닥으로 벽을 짚고 왼손은 골반 위에 올려요. 두 다리는 골반 너비로 벌리고 무릎과 발끝은 5~15도 정도 바깥쪽을 향하게 합니다. 아랫배에 힘을 주어 발뒤꿈치부터 머리끝까지 일직선이 되도록 해요.

NG

왼쪽 다리가 앞뒤로 움직일 때 골반은 수평을 유지해야 합니다. 골반이 오른쪽으로 빠지거나, 오른쪽 다리의 무릎이 안쪽으로 모이지 않게 오른쪽 엉덩이의 힘으로 골반 수평을 유지하면서 왼발을 움직여요.

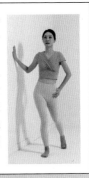

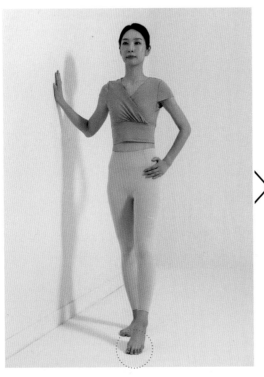

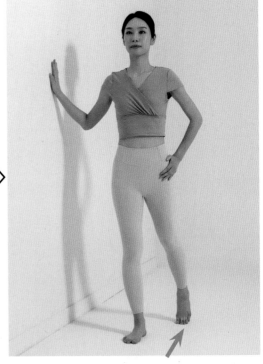

1 오른쪽 발뒤꿈치를 바닥으로 누르고 아랫배에 힘을 주면서 왼발 끝으로 앞쪽 바닥을 가볍게 콕 짚습니다. 다시 왼발을 제자리로 돌아왔다가 뒤쪽 바닥을 가볍게 짚어요. 이 동작을 4회 3세트 반복한 뒤 반대쪽도 같은 방법으로 실시합니다.

TIP 발뒤꿈치부터 머리끝까지 계속 일직선을 유지하고, 처음에는 천천히 진행하다가 익숙해지면 조금씩 속도를 올려요.

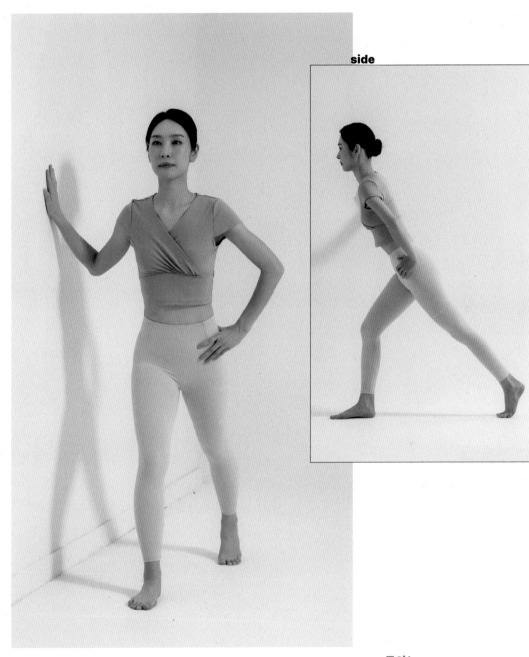

side

2 오른손으로 벽을 짚은 상태에서 왼쪽 다리를 뒤로 길게 뻗어 앞꿈치로 뒤쪽 바닥을 딛습니다. 이때 오른쪽 무릎은 살짝 구부리고 상체를 앞으로 기울여 왼발 뒤꿈치부터 머리끝까지 사선이 되게 해요.

주의!
오른쪽 무릎이 오른발 끝보다 앞으로 나가지 않게 하고, 무릎이 안쪽으로 무너지지 않도록 신경 써요.

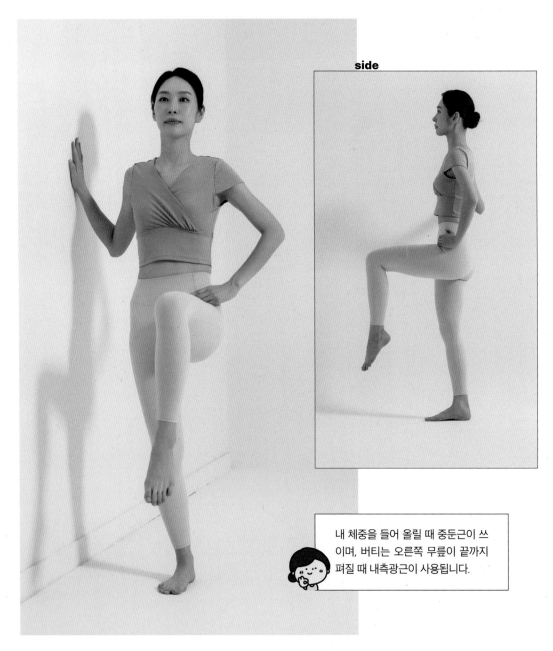

side

내 체중을 들어 올릴 때 중둔근이 쓰이며, 버티는 오른쪽 무릎이 끝까지 펴질 때 내측광근이 사용됩니다.

3 오른쪽 엉덩이 힘으로 체중을 들어 올리면서 왼쪽 다리를 90도로 구부려 들어 올리고 오른쪽 무릎은 끝까지 폅니다. 5초간 자세를 유지했다가 다시 왼쪽 다리를 뒤로 뻗으며 돌아옵니다. 이 동작을 4회 3세트 반복한 뒤 반대쪽도 같은 방법으로 실시합니다.

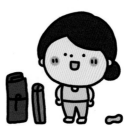

바르게 걷는 자세 익히기

"걷기만 해도 병이 낫는다! 건강해진다!"라는 말을 많이 들어봤을 거예요. 그런데 무작정 걸으면 몸을 망칠 수 있다는 사실을 알고 있나요? 걷기는 우리 몸의 복합적인 움직임의 최종판이라 할 정도로 상하체의 다양한 관절과 근육이 사용됩니다. 그만큼 각 신체 부위의 상태와 움직임을 유심히 체크해 봐야 합니다.

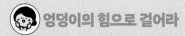 엉덩이의 힘으로 걸어라

오래 걷고 나면 종아리에 근육통이 심하게 오는 사람들이 있어요. 또는 유독 종아리 근육만 많이 발달한 이들도 있죠. '걷기는 종아리 근육을 사용하니까 당연한 거 아닌가?'라고 생각하겠지만, 걸을 때 중요한 건 종아리 근육이 아니라 '엉덩이의 힘'입니다. 그렇지 않을 경우 종아리 근육의 계속된 사용, 잘못된 발목의 움직임으로 인해 발바닥과 발목에 문제가 생겨요.

그럼 엉덩이 근육을 잘 사용해 걸으려면 어떻게 걸어야 할까요? 먼저 발목의 움직임을 잘 체크해야 합니다. 바른 걸음걸이는 발을 앞으로 내디딜 때 발뒤꿈치-발 가운데-발 앞꿈치 순으로 바닥을 밀고 나갑니다. 발뒤꿈치가 닿을 때 지면에서 전달된 충격은 뒷다리를 지나 엉덩이 근육에 전달되죠. 우리는 이 엉덩이 근육의 힘으로 발바닥 전체와 한쪽 다리에 실리는 체중을 지지하며 반대 다리를 앞으로 안정감 있게 뻗을 수 있습니다. 이렇듯 물결을 치는 듯한 발목의 움직임이 걷기에서 매우 중요해요.

이와 반대로 발 전체가 바닥에 철퍼덕 닿거나 보폭을 좁게 해 종종걸음으로 걸으면 발목의 움직임을 통제하는 종아리 근육이 정상적으로 늘어났다 수축하지 못해 과도한 긴장감이 만들어져요. 그러면 엉덩이 근육에 충격이 잘 전달되지 못하고, 걸을수록 종아리만 두꺼워지는 현상이 발생한답니다.

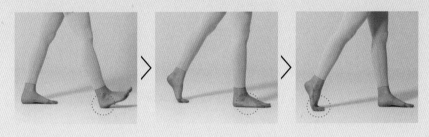

키 커지는 걸음걸이의 비밀

걷기만 해도 살이 빠지고 키가 3cm나 커질 수 있을까요? 결론부터 말하면 가능합니다. 대신 잘 걸어야 합니다. 걸을 때 다리와 골반의 움직임이 중요하지만 팔과 상체의 움직임도 매우 중요해요. 앞으로 나아가는 추진력을 얻으려면 다리의 움직임에 따라 팔을 잘 교차해 힘차게 움직여야 합니다. 또한 서 있을 때는 정수리의 방향이 위로 향하지만, 걸을 때는 몸의 무게중심이 앞쪽으로 이동하는 만큼 정수리를 살짝 사선 앞쪽으로 향하게 하며 키가 커지는 느낌으로 걸어야 합니다. 힘차게 팔을 교차하며 키가 커지는 느낌으로 걸어야 조금 걷더라도 다양한 근육을 사용

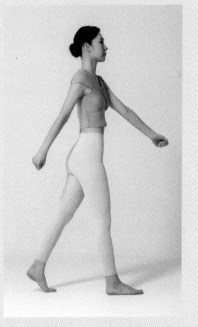

할 수 있고, 몸이 바로 선 느낌을 받을 수 있습니다. 그럼 몸의 라인도 당연히 달라지겠지요? 평소 구부정하게 걸었다면 이 방법을 바로 적용해 보세요.

무릎 안 아프게 걸으려면

걷기만 하면 무릎이 아팠던 경험이 있을 거예요. 걸을 때 바닥에서 오는 충격을 다리 근육이 가장 먼저 분산시켜야 하는데 잘못된 걸음걸이로 인해 무릎관절에 과도한 충격이 가해지면 통증이 나타납니다. 걷는 모습을 한 번 떠올려 볼까요?
앞으로 나아가기 위해 앞발을 내디딜 때 발뒤꿈치가 바닥에 먼저 닿은 후 천천히 체중이 발바닥 전체로 넘어갑니다. 그런데 이때 무릎관절이 과도하게 펴져 있으면 발뒤꿈치가 닿을 때부터 무릎관절에 압박을 줄 뿐 아니라 발바닥이 닿을 때까지 이어져 엉덩이 근육이 아니라 무릎관절을 밀어내는 힘으로 체중을 지지하게 됩니다. 그럼 어떻게 될까요? 걸을 때마다 계속해서 무릎관절은 압박되고 손상을 입게 됩니다. 따라서 걸을 때 내 무릎이 과도하게 뒤로 젖혀지지 않는지 반드시 확인해야 합니다.

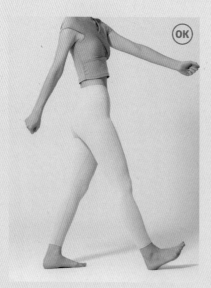 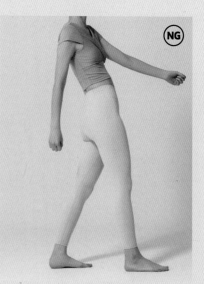

만약 걸을 때 무릎이 안쪽으로 모이는 느낌으로 걸으면 골반 바깥쪽을 흔들리지 않게 잡아주는 근육, 즉 중둔근이 잘 사용되지 않아요. 무릎 안정성에 매우 중요한 역할을 하는 중둔근이 약해지면 걸을 때 무릎뿐 아니라 골반이 좌우로 흔들립니다. 이로 인해 허리 통증까지 발생할 수 있어요. 평소 무릎이 안쪽으로 말리거나 발바닥 안쪽으로 체중이 쏠리면서 걷고 있지 않은지 꼭 체크해 보세요.

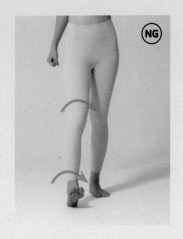

팔자걸음, 안짱걸음으로 걷는다면

정면에서 자신의 걸음걸이를 본 적이 있나요? 주변 사람들을 유심히 살펴보면, 무릎과 발이 너무 바깥쪽으로 향해 뒤뚱뒤뚱 팔자걸음으로 걷거나 무릎과 발이 안쪽으로 모이면서 안짱걸음을 걷는 이들이 많습니다. 이러한 걸음걸이로는 발 아치에서부터 무릎, 골반, 허리의 근육들이 제대로 기능하지 못해요. 결국 에너지 효율이 떨어져 조금만 걸어도 피곤해지고 관절의 손상이 계속 진행됩니다.

대부분의 사람들은 가장 좋은 걸음걸이를 무릎과 발이 정면을 보고 있는 11자 걸음걸이라고 생각하는데, 이는 오산입니다. 골반에서 무릎, 발로 연결된 해부학적인 정렬을 보면 발이 5~10도 정도 바깥쪽을 향하는 게 이상적인 모습이에요. 발의 좌우 보폭은 골반 너비보다 조금 좁게 맞추는 게 몸을 안정적으로 이동시킬 수 있습니다.

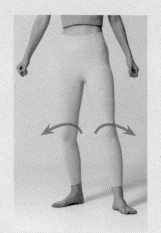
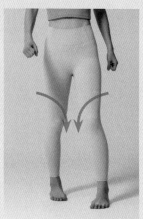
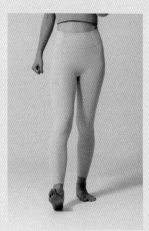

[팔자걸음]　　　　　　[안짱걸음]　　　　　　[정상]

PLUS STRETCHING **다리에 적당한 긴장감 주기**

지치지 않는 가벼운 몸으로 걷고 싶다면 다리에 적당한 긴장감이 있어야 합니다. 뻣뻣하게 굳은 근육을 부드럽게 풀고 적절한 긴장감을 유지할 수 있는 스트레칭을 따라 해보세요.

· 전경골근 스트레칭

정강이 앞쪽에 위치한 전경골근은 발목을 움직이고 발 아치를 잡아주는 데 관여하는 근육으로, 오래 걸으면 피로감이 생길 수 있어요. 따라서 주기적으로 전경골근을 풀어주면 가벼운 걷기에 도움이 돼요.

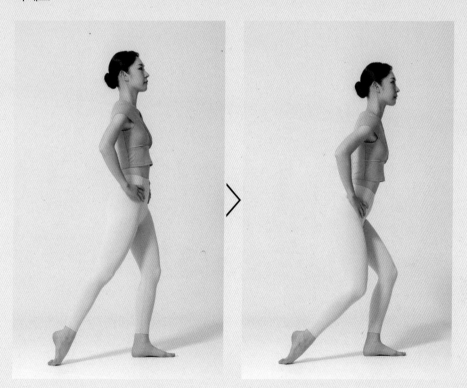

양발을 어깨너비로 벌리고 선 뒤 양손은 골반 위에 올려놓습니다. 오른쪽 다리를 뒤로 뻗어 발등으로 바닥을 누르고 이와 동시에 왼쪽 무릎을 구부려 몸을 더 바닥으로 내립니다. 반대쪽도 같은 방법으로 실시해요.

· 종아리 스트레칭

종아리 근육 또한 발목을 움직이고 발 아치를 잡아주는 데 매우 중요한 근육입니다. 항상 적절한 길이
와 적당한 긴장감을 유지할 수 있도록 주기적으로 실시해요.

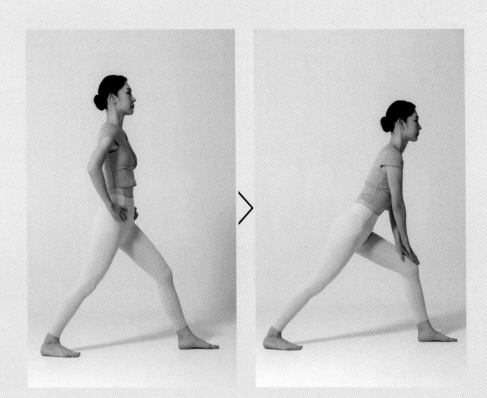

양발을 어깨너비로 벌리고 서서 양손은 양쪽 골반 위에 올려놓습니다. 오른쪽 다리를 뒤로 길게
뻗은 뒤 발 뒤꿈치로 바닥을 누르고 이와 동시에 왼쪽 무릎을 구부리며 양손을 왼쪽 무릎 위에 올
리면서 몸을 앞쪽으로 기울여요. 반대쪽도 같은 방법으로 실시해요.

· 몸의 나선선 스트레칭

걸을 때는 상체와 하체의 교차되는 움직임이 무엇보다 중요해요. 그러려면 몸의 앞쪽과 뒤쪽에 나선으로 연결된 근육라인이 함께 작용해야 합니다. 근육은 개별적으로 움직이기도 하지만 기능적으로 특정 근막을 따라 작용하는데, 나선근막의 한쪽 근육이 과도하게 긴장할 경우 그 방향으로의 회전이 제한되거나 교차된 움직임의 균형이 깨져요. 나선으로 연결된 근육이 적절한 긴장감을 유지할 수 있도록 관리해 봅시다.

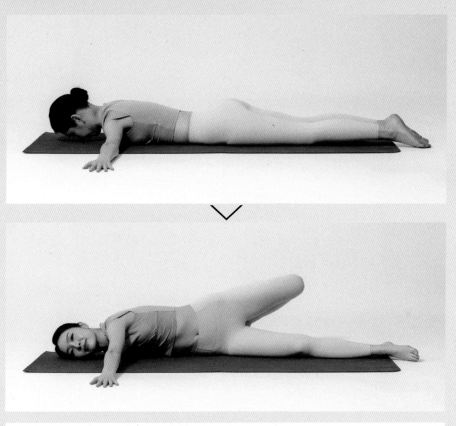

바닥에 엎드린 자세에서 두 다리를 쭉 뻗고 양팔은 펴서 어깨 높이까지 올립니다. 왼쪽 무릎을 구부린 뒤 오른쪽 엉덩이 너머로 넘겨 가슴 앞쪽부터 왼쪽 복부와 옆구리까지 사선으로 충분히 스트레칭합니다. 반대쪽도 같은 방법으로 실시해요.

PART 03

숨은 라인 되살리는
3단계 회복 루틴

라인이 살아나면
자세도 바로 선다

이번 챕터에서는 몸의 정렬을 바로잡으면서 동시에 라인을 살릴 수 있는 운동을 배워봅니다. 일상생활을 하며 가장 고민이었던 신체 부위 7곳의 라인을 집중적으로 바로잡아 볼게요. V라인 얼굴부터 시작해 승모근 관리, 납작한 허리 라인과 아랫배, 힙업, 슬림한 허벅지, 매끈한 종아리 라인을 장착할 수 있어요.

그렇다고 미용적인 부분만 강조하는 건 아니에요. 단순한 스트레칭을 넘어서 이 근육이 왜 과도하게 긴장했는지에 대한 근본적인 원인을 개선하기 위해 운동을 3단계로 구성했습니다.

level 1에서는 근육의 과도한 긴장을 줄이고, level 2는 관절의 움직임과 바른 근육의 사용을 깨워요. level 3은 주변의 근육을 더 다채롭게 강화할 수 있는 운동으로 진행합니다. 이 단계로 운동하면 여러 동작을 반복할 필요 없이 한 동작만 하더라도 라인이 눈에 띄게 살아나는 효과를 볼 수 있어요. 하루 10분만 따라 해보세요. 지금보다 훨씬 건강하고 탄탄한 몸의 라인을 만날 수 있을 거예요.

01

갸름한
얼굴 만들기

어깨와 등이 늘 뻐근하고, 아침에 일어나면 얼굴이 잘 붓나요? 마사지로
어깨를 풀거나 얼굴 마사지를 해도 개선되지 않는다면 이 운동들을 따라
해보세요. 우선 얼굴이 붓는 현상의 근본적인 원인을 해결하는 게 가장 중
요해요. 얼굴과 관련 없을 것 같지만, 구부정한 자세 등으로 인해 등 뒤쪽
날개뼈의 움직임이 굳으면 얼굴에서부터 등, 심장으로 가는 혈액순환에
문제가 생깁니다. 날개뼈를 잘 풀어주지 않으면 등과 어깨가 뻐근해지고
얼굴의 부종이 증가하는 악순환이 반복되죠. 날개뼈의 움직임을 원활하게
만들고 얼굴 부종을 개선해 봅시다.

어깨 앞뒤로 굴리기

목표 횟수
4회

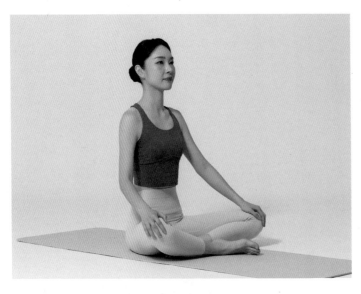

1

편안한 자세로 앉아 앉은키가 커진다는 느낌으로 꼬리뼈부터 정수리까지 당겨 척추를 바로 세워요. 양손은 무릎 위에 올려둡니다.

날개뼈의 움직임을 깨우는 동작이에요.

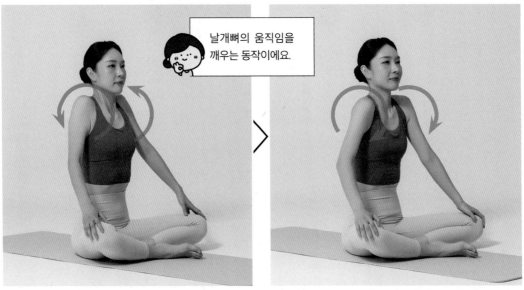

2

양쪽 어깨를 앞에서 뒤로 큰 원을 그리듯 크게 4번 굴린 뒤 다시 반대로 어깨를 뒤에서 앞으로 크게 4번 굴려줍니다.

손깍지 껴서 위로 앞으로 밀어내기

날개뼈의 위아래 움직임을
만들 수 있어요.

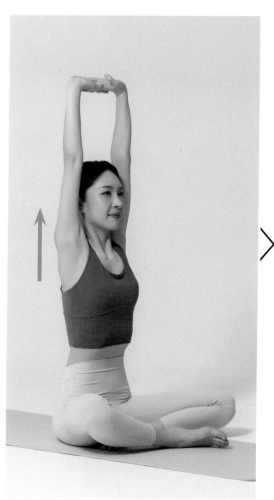
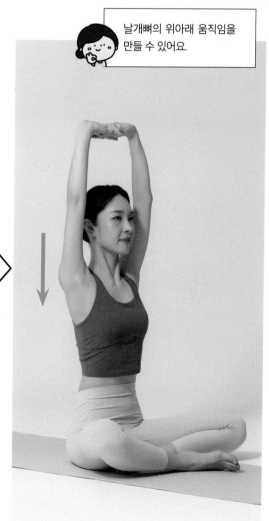

1 편안한 자세로 앉아 양손은 깍지를 낍니다. 손깍지를 위로 쭉 밀어 올리면서 어깨를 으쓱했다가 다시 어깨만 아래로 끌어내려요. 이 동작을 4회 반복합니다.

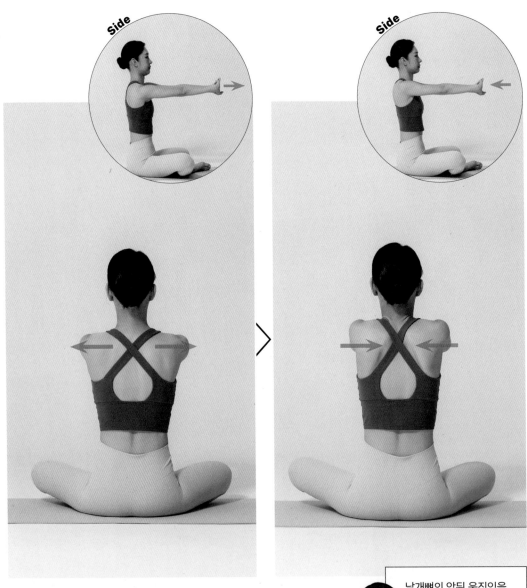

2 이번에는 양손을 깍지 끼고 앞으로 들어 올립니다. 손깍지를 앞으로 쭉 밀었다가 다시 뒤로 당겨요. 이 동작을 4회 반복합니다.

날개뼈의 앞뒤 움직임을 만들 수 있어요.

양손 교차하며 위아래로 반원 그리기

목표 횟수
4회

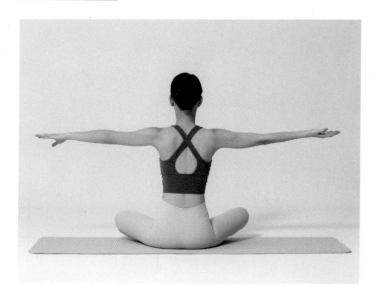

1

편안한 자세로 앉아 양팔을 옆으로 어깨 높이까지 들어 올립니다. 오른쪽 손바닥은 천장으로, 왼쪽 손바닥은 바닥으로 향하게 돌려요.

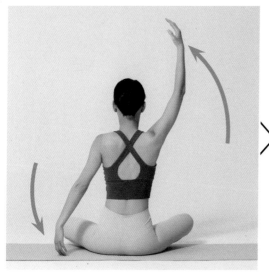

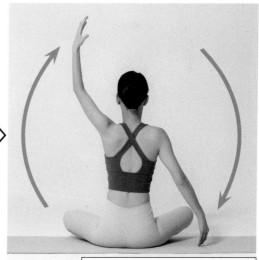

2

오른팔을 반원 그리듯 머리 위로 들어 올리면서 왼팔은 반원 그리듯 바닥으로 내려요. 이 동작을 4회 반복한 뒤 반대쪽도 같은 방법으로 4회 반복합니다.

양팔로 물을 퍼 올리듯 동작하면 양쪽 날개뼈의 위아래 회전 움직임을 만들 수 있어요.

일자 쇄골,
직각 어깨 만들기

승모근은 중력으로 인해 아래로 떨어지는 목과 어깨를 잡아주는 근육입니다. 그런데 어깨가 앞쪽으로 말리는 라운드 숄더나 거북 목 등으로 인해 구부정한 자세가 되면 어깨를 속에서부터 잡아주는 안정화 근육이 약해져요. 그러면 승모근 같은 큰 근육이 과도하게 일하게 되고, 결국 승모근이 점점 커지면서 어깨 라인이 무너지고, 운동할 때 승모근이나 목 주변부터 힘이 들어옵니다. 가장 큰 문제는 승모근에만 과도하게 힘이 들어오면서 다른 근육으로는 전혀 자극을 느끼지 못한다는 거예요. 이럴 경우 스트레칭, 마사지 등 어떤 운동을 해도 승모근만 더 단단해집니다. 따라서 승모근을 직접 풀어주는 것보다 구부정한 자세를 펴고 어깨 주변을 안정화시키는 운동을 하는 게 근본적인 원인을 해결하고 건강한 어깨 라인을 만드는 방법이에요.

LEVEL 1 수건 양옆으로 당기기

목표 횟수
4회

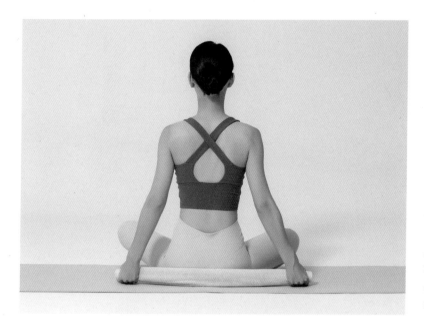

1

편안한 자세로 앉아 앉은 키가 커진다는 느낌으로 꼬리뼈부터 정수리까지 당겨 척추를 바로 세워요. 양 손은 뒤쪽으로 보내 수건의 양 끝을 잡습니다.

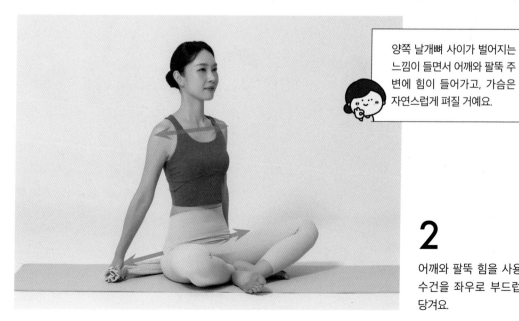

양쪽 날개뼈 사이가 벌어지는 느낌이 들면서 어깨와 팔뚝 주변에 힘이 들어가고, 가슴은 자연스럽게 펴질 거예요.

2

어깨와 팔뚝 힘을 사용해 수건을 좌우로 부드럽게 당겨요.

수건 양옆으로 당기며 팔꿈치 내리기

목표 횟수
4회

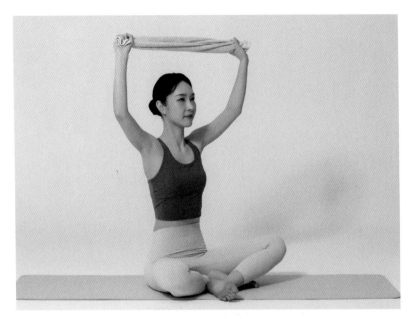

1

편안한 자세로 앉아 앉은 키가 커진다는 느낌으로 꼬리뼈부터 정수리까지 당겨 척추를 바로 세워요. 양손은 수건의 양 끝을 잡아 머리 위로 들어 올려요. 이때 양쪽 팔꿈치를 살짝 굽혀 수건을 좌우로 부드럽게 당깁니다.

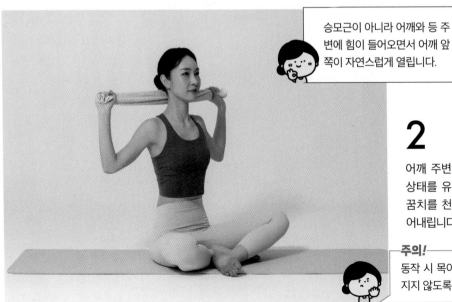

승모근이 아니라 어깨와 등 주변에 힘이 들어오면서 어깨 앞쪽이 자연스럽게 열립니다.

2

어깨 주변에 힘이 들어온 상태를 유지하며 양쪽 팔꿈치를 천천히 아래로 끌어내립니다.

주의!
동작 시 목이 앞쪽으로 빠지지 않도록 주의해요.

수건 양옆으로 당기며 가슴 열고 닫기

목표 횟수
4회

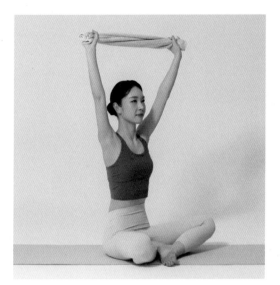

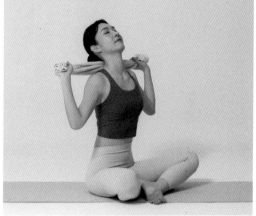

수건을 당긴 어깨와 등 근육의 힘으로 구부정한 자세를 열 수 있어요.

1 편안한 자세로 앉아 앉은키가 커진다는 느낌으로 꼬리뼈부터 정수리까지 당겨 척추를 바로 세워요. 양손은 수건의 양 끝을 잡아 머리 위로 들어 올린 뒤 수건을 좌우로 부드럽게 당겨요.

2 양쪽 팔꿈치를 아래로 내려 수건을 목뒤까지 끌어 내리는 동시에 가슴을 천장 쪽으로 열어요. 그런 다음 양쪽 팔꿈치를 천장 쪽으로 살짝 더 밀어요.

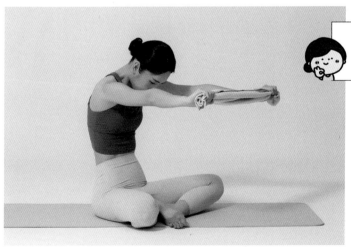

등 주변 근육의 긴장을 풀 수 있어요.

3

이번에는 양손으로 잡은 수건을 머리 위에서 목 앞으로 내렸다가 정면으로 밀어내면서 등을 동그랗게 말아요.

탄탄하고 잘록한
허리 만들기

두툼한 허리 주변은 살이 쉽게 찌지만 잘 빠지지 않는 대표적인 부위예요. 불룩하게 올라온 뱃살을 빼기 위해 윗몸일으키기 같은 복근 운동을 많이 시도했을 거예요. 하지만 사실 윗몸일으키기보다 복부를 더 슬림하게 만드는 운동은 따로 있습니다. 복근 중에는 '복사근'이라는 사선 복근이 있어요. 몸통 측면에 붙어 있는 근육으로, 복사근이 양쪽에서 수축할 경우 흉곽 사이즈를 줄이고 코르셋처럼 몸을 사선으로 채우는 듯한 힘을 만들어 냅니다. 따라서 슬림한 복부를 만들려면 복사근을 강화하는 운동을 하는 게 핵심이에요.

누워서 무릎과 골반 좌우로 넘기기

목표 횟수
4회

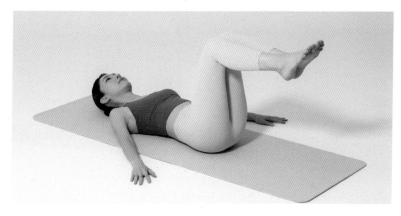

1

바닥에 등을 대고 누운 뒤
두 팔은 넓게 벌려 몸을 지
지합니다. 양쪽 무릎을 90
도로 들어 올려요.
TIP 복부의 힘이 약하면
양쪽 무릎을 몸 쪽으로 조
금 더 가깝게 당깁니다.

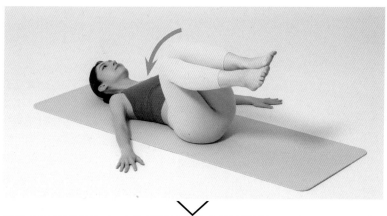

2

양쪽 무릎을 오른쪽으로
살짝 넘겼다 다시 왼쪽으
로 살짝 넘깁니다.

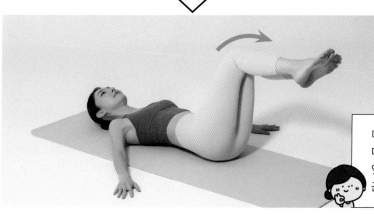

다리를 넘기면 자연스럽게 반
대쪽 골반이 바닥에서 뜨며
옆구리부터 아랫배까지 복사
근에 힘이 들어와요.

누워서 두 다리 좌우로 넘기며 펴기

목표 횟수
4회

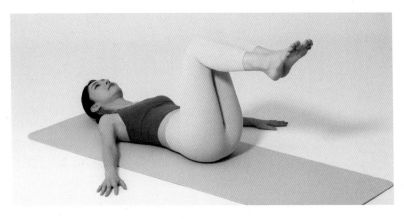

1

바닥에 등을 대고 누운 뒤 두 팔은 넓게 벌려 몸을 지지합니다. 양쪽 무릎을 90도로 들어 올려요.

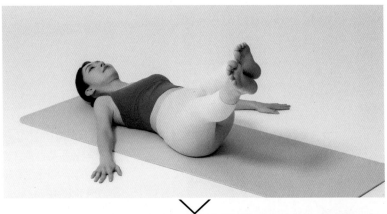

2

양쪽 무릎을 오른쪽으로 살짝 넘기며 쭉 폈다가 다시 무릎을 구부리며 제자리로 돌아옵니다. 그다음에는 같은 방법으로 반대쪽도 실시하고 제자리로 돌아옵니다.

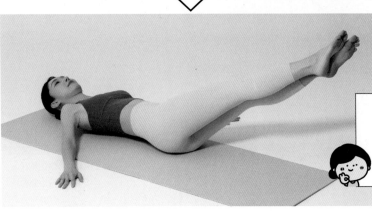

복사근에 힘이 훨씬 많이 들어옵니다. 다리와 함께 상체가 돌아가지 않도록 두 팔과 등으로 바닥을 잘 지지해요.

누워서 두 다리로 반원 그리기

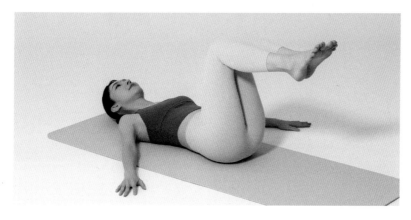

1

바닥에 등을 대고 누운 뒤
두 팔은 넓게 벌려 몸을 지
지합니다. 양쪽 무릎을 90
도로 들어 올려요.

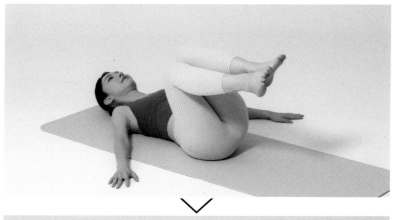

2

양쪽 무릎을 오른쪽으로
살짝 넘기면서 동시에 무
릎을 천천히 펴요.

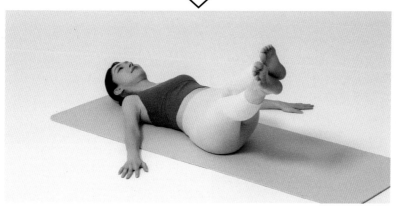

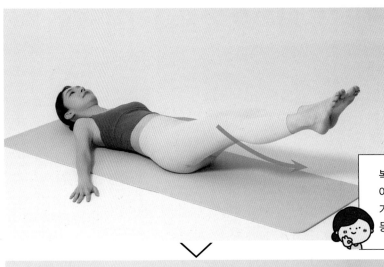

3

양 발끝으로 허공에 반원을 그린 뒤 양 무릎을 접어 제자리로 돌아옵니다. 같은 방법으로 반대쪽도 실시해요.

> 복사근에 힘이 훨씬 많이 들어옵니다. 다리와 함께 상체가 돌아가지 않도록 두 팔과 등으로 바닥을 잘 지지해요.

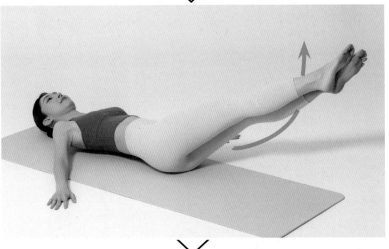

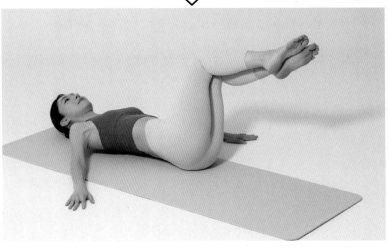

납작한
아랫배 만들기

볼록 나온 아랫배는 늘 고민 덩어리죠. 납작한 아랫배를 꿈꾸며 플랭크, 레그레이즈 같은 뱃살 빼기 운동을 한 번쯤 해본 적 있을 거예요. 하지만 이런 운동을 할 때마다 허리가 아파서 제대로 할 수 없는 사람들이 생각보다 많습니다. 복근 역시 하나의 근육이 아니에요. 가장 심부에 위치한 복부 근육부터 사선 근육, 겉근육이 층층이 쌓여 있죠. 이 근육을 순서대로 강화하려면 낮은 난이도부터 점점 높은 난이도 순으로 운동을 진행해야 합니다. 그러면 더 탄탄한 복근, 잘 다듬어진 허리 라인을 만들 수 있어요. 무작정 강도가 센 운동부터 시작하면 허리 라인이 더 굵어질 수 있다는 사실을 꼭 기억하세요.

누워서 두 다리 내렸다 올리기

목표 횟수
8회

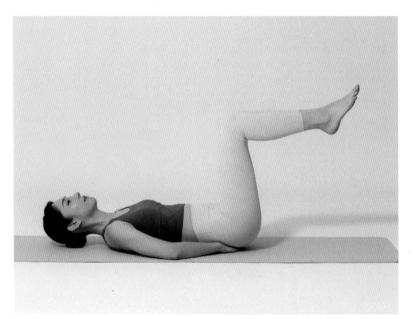

1

바닥에 등을 대고 누운 뒤
양손을 엉덩이 밑에 넣어
엉덩이 뒤쪽을 받치고 무릎
을 90도로 들어 올려요.

다리의 무게를 버티기 위해 아랫배
에 힘이 많이 들어가요. 이때 아랫
배의 힘으로 허리가 바닥에서 과도
하게 뜨지 않도록 주의합니다.

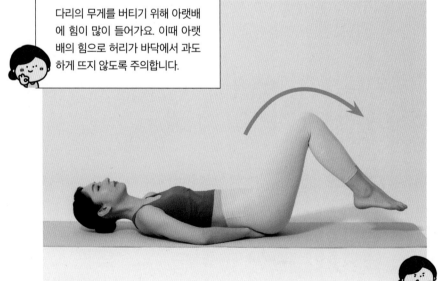

2

아랫배에 힘을 주면서 양
쪽 발끝을 바닥으로 살짝
내렸다가 제자리로 돌아옵
니다.

주의!
다리가 바닥으로 내려
갈수록 강도가 높아지
므로 처음부터 다리를
많이 내리지 않도록
주의해요.

LEVEL 2

누워서 두 다리 교차해 뻗기

목표 횟수
8회

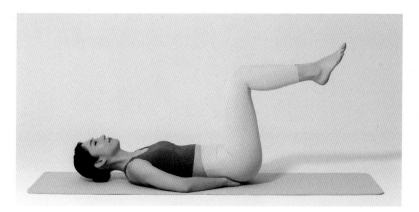

1

바닥에 등을 대고 누운 뒤 양손을 엉덩이 밑에 넣어 엉덩이 뒤쪽을 받치고 무릎을 90도로 들어 올려요.

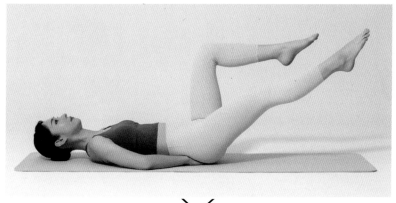

2

아랫배에 힘을 주면서 오른쪽 다리를 사선 방향으로 쭉 뻗었다가 제자리로 돌아옵니다. 반대쪽도 같은 방법으로 실시하고 양쪽 번갈아가며 총 8회 반복해요.

∨

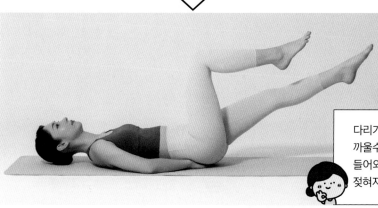

다리가 몸에서 멀어지고 바닥과 가까울수록 아랫배에 힘이 훨씬 많이 들어와요. 다리를 뻗을 때 허리가 젖혀지지 않도록 주의해요.

279

누워서 두 다리 쭉 뻗어 내리기

목표 횟수
8회

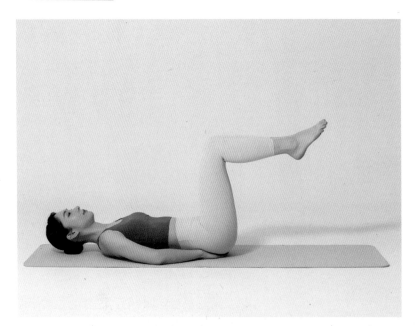

1

바닥에 등을 대고 누운 뒤
양손을 엉덩이 밑에 넣어
엉덩이 뒤쪽을 받치고 무릎
을 90도로 들어 올려요.

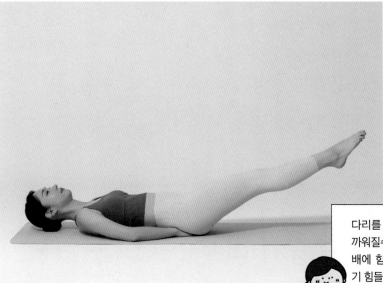

2

다리를 붙이고 사선 방향
으로 쭉 뻗습니다. 이때 허
리가 뜨지 않게 아랫배에
힘을 주고, 다리를 바닥으
로 최대한 가까이 내렸다
가 무릎을 구부리며 제자
리로 돌아옵니다.

다리를 많이 펼수록, 바닥으로 가
까워질수록 다리 무게로 인해 아랫
배에 힘이 많이 들어와요. 동작하
기 힘들면 무릎을 살짝 구부려요.

05

힙 봉긋
업 시키기

'엉덩이 기억상실증'이라는 말이 나올 정도로 현대인들은 오래 앉아 있으며 엉덩이 근육이 많이 약해져 있습니다. 심지어 엉덩이에 힘을 주는 방법을 모르겠다는 분들도 많죠. 앞에서도 언급했듯 엉덩이 근육은 우리 몸의 근육을 잡아주는 핵심 근육이에요. 특히 건강한 하체 라인을 완성하는 데 매우 중요하지요. 엉덩이 근육은 엉덩이 가장 깊은 곳에 위치해 있는 근육인 이상근, 옆 엉덩이 근육인 중둔근, 뒤쪽 엉덩이 근육인 대둔근까지 다양한 근육으로 층층이 이루어져 있어요. 따라서 건강하고 아름다운 엉덩이 라인을 만들려면 다양한 방법으로 엉덩이 근육을 세세하게 강화해야 합니다.

다리 뒤로 뻗어 안쪽 바깥쪽으로 돌리기

목표 횟수
8회

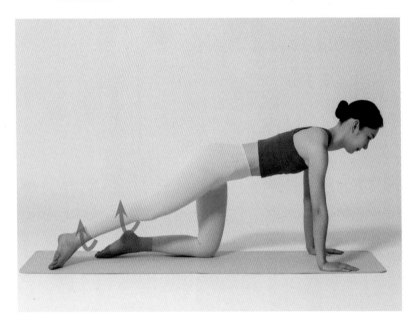

1

네발 기기 자세를 취한 뒤 무릎은 골반 너비로, 팔은 어깨너비로 벌려요. 머리끝부터 꼬리뼈까지 일자가 되도록 아랫배를 등 쪽으로 밀어 넣은 상태에서 오른쪽 다리를 뒤로 쭉 뻗은 뒤 앞꿈치를 축으로 고정하고 무릎과 발등을 바깥쪽으로 돌립니다.

골반 속에서 허벅지 뼈가 안쪽, 바깥쪽으로 돌아가면서 엉덩이의 가장 속근육에 조금씩 힘이 들어오는 게 느껴질 거예요.

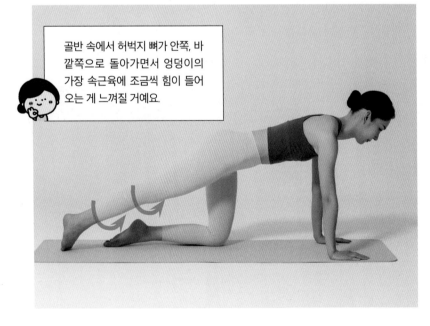

2

이번에는 무릎과 발등을 안쪽으로 돌립니다. 이때 골반은 흔들리지 않도록 고정해요. 이 동작을 8회 반복한 뒤 반대쪽도 같은 방법으로 실시합니다.

다리 뒤로 뻗어 들어 올렸다 내리기

**목표 횟수
8회**

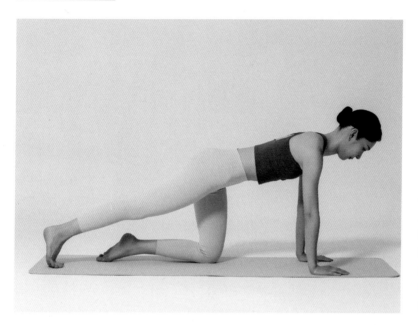

1

네발 기기 자세를 취한 뒤 오른쪽 다리를 뒤로 쭉 뻗어 앞꿈치로 바닥을 딛습니다. 이때 머리끝부터 꼬리뼈까지 일자가 되도록 아랫배를 등 쪽으로 밀어 넣어요.

엉덩이 전체에 힘이 단단하게 들어올 거예요.

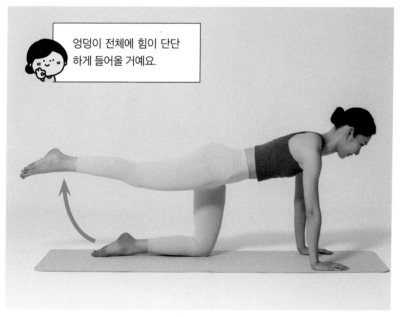

2

엉덩이 힘으로 오른쪽 다리를 골반 높이까지 들어 올려요. 머리끝부터 발끝까지 길어지는 느낌으로 동작한 뒤 오른쪽 다리를 천천히 바닥으로 내리며 제자리로 돌아옵니다. 이 동작을 8회 반복하고 반대쪽도 같은 방법으로 실시해요.

283

다리 구부려 옆으로 들어 올리기

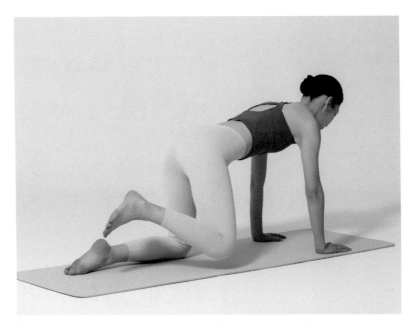

1

네발 기기 자세를 취한 뒤 무릎은 골반 너비로, 팔은 어깨너비로 벌려요. 머리끝부터 꼬리뼈까지 일자가 되도록 아랫배를 등 쪽으로 밀어 넣은 상태에서 오른쪽 다리를 바닥에서 살짝 띄웁니다.

엉덩이 바깥쪽 근육에 힘이 단단하게 들어올 거예요.

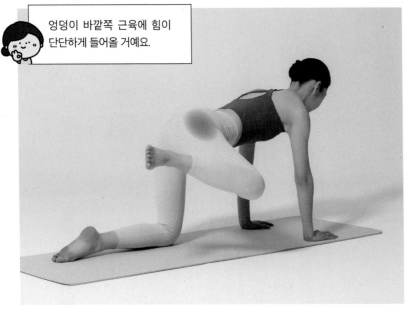

2

공중에 띄운 오른쪽 다리를 쭉 옆으로 들어 올렸다가 다시 제자리로 돌아옵니다. 이 동작을 8회 반복하고 반대쪽도 같은 방법으로 실시해요.

06

앞쪽 허벅지 슬림하게 만들기

허벅지 앞쪽 근육은 하체에서 가장 큰 근육으로 무릎 안정성에 매우 중요해요. 유독 이 근육이 과도하게 발달했다면 신체 균형이 무너져 있다는 뜻이므로 그 원인을 해결해야 합니다. 허벅지 앞쪽 근육이 과하게 발달할 경우 걷거나 서 있을 때, 또는 하체운동 시 허벅지 뒤쪽 근육과 엉덩이 근육보다 허벅지 앞쪽 근육에 가장 많은 힘이 들어가요. 이럴 때는 약해진 허벅지의 뒤쪽 근육을 강화해야 근본적인 해결이 가능합니다. 또 짧고 강하게 사용하던 허벅지 앞쪽 근육을 길고 가늘게 사용하는 방법을 다시 몸으로 익혀야 하지요. 지금까지 허벅지 앞쪽 근육을 가늘게 만들려고 스트레칭을 반복했지만 전혀 효과가 없었다면 이 운동들을 순서대로 따라 해보세요. 확실한 운동 효과를 경험할 수 있을 거예요.

무릎 구부려 몸 쪽으로 발 당기기

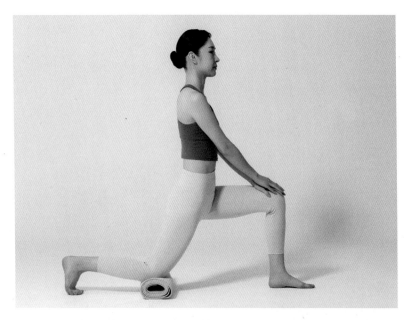

1

바닥에 매트를 말아 깔고 그 위에 양쪽 무릎을 대고 상체를 세운 뒤 왼쪽 무릎을 90도로 세워요.
TIP 아랫배를 등 쪽으로 쏙 밀어 넣으면서 골반을 앞으로 이동하면 골반 앞쪽 근육이 시원하게 땅겨요. 이때 체중은 오른쪽 무릎 위쪽에 두어 무릎관절이 직접적으로 눌리지 않도록 합니다.

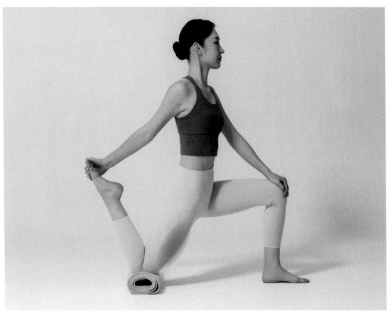

2

오른손으로 오른발을 잡아 무릎을 구부리면서 몸 쪽으로 당겨요. 그러면 허벅지 앞쪽 근육까지 당겨집니다. 다시 오른발을 제자리로 돌아오고, 이 동작을 8회 반복한 뒤 반대쪽도 같은 방법으로 실시합니다.

LEVEL 2

무릎 바닥에 대고 엉덩이 내렸다 올리기

목표 횟수
8회

엉덩이를 앞쪽으로 조여서 밀어내는 게
아니라 키가 위로 커지는 느낌으로 올라
와야 엉덩이 근육을 효과적으로 수축할
수 있어요. 약해진 허벅지 뒤쪽 근육, 특히
엉덩이 근육을 강화하는 동작입니다.

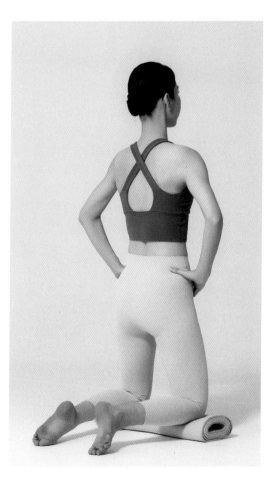

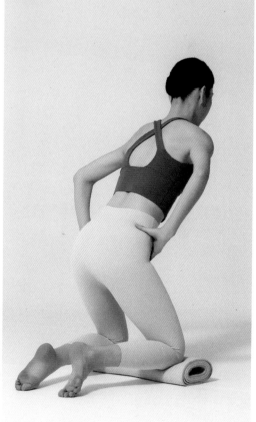

1 바닥에 매트를 말아 깐 뒤 그 위에 무릎을 대고 상
세를 세웁니다. 이때 양손은 골반을 잡고 아랫배
에 힘을 주어 머리끝부터 골반까지 일직선이 되
도록 합니다.

2 양쪽 바지 앞 주름 부분을 천천히 접으면서 엉덩
이를 뒤쪽 사선 아래로 당겼다가 엉덩이의 힘으로
천천히 제자리로 돌아옵니다.

무릎 바닥에 대고 몸 뒤로 보내기

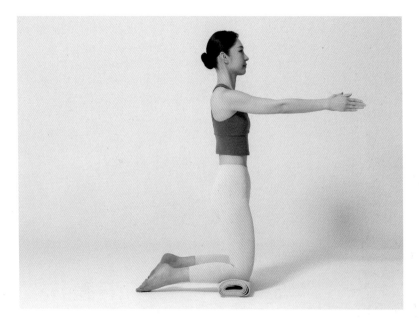

1

바닥에 매트를 말아 깐 뒤 그 위에 무릎을 대고 상세를 세웁니다. 이때 양손은 앞으로 들어 올리고 아랫배에 힘을 주어 머리끝부터 골반까지 일직선이 되도록 합니다.

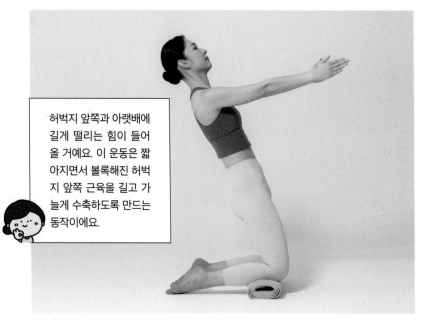

허벅지 앞쪽과 아랫배에 길게 떨리는 힘이 들어올 거예요. 이 운동은 짧아지면서 볼록해진 허벅지 앞쪽 근육을 길고 가늘게 수축하도록 만드는 동작이에요.

2

아랫배와 엉덩이에 힘을 주어 골반을 고정하고 몸을 뒤쪽으로 살짝 기울입니다. 몸을 계속 일자로 유지했다가 키가 커지는 느낌으로 제자리로 돌아옵니다.

TIP 동작이 가능하면 허벅지 앞쪽 근육이 더 길게 사용될 수 있도록 몸을 뒤쪽으로 기울이는 각도를 점점 증가시켜요.

07

안쪽 허벅지
가늘게 만들기

허벅지 안쪽은 지방이 쉽게 쌓여 울퉁불퉁해지기 쉬워요. 사용 빈도도 적어 쉽게 약화되는 근육이죠. 그뿐만이 아니에요. 허벅지 안쪽 근육이 약해지면 골반이 틀어지고 고관절의 안정성도 깨집니다. 무엇보다 집중적인 관리가 필요한 근육이에요. 그렇다고 단순히 허벅지 안쪽만 강화해선 안 됩니다. 안쪽 허벅지가 서로 뚝 떨어질 정도로 가늘어질 뿐 아니라 전체적으로 슬림한 다리 라인을 만들려면 코어와 다리 뒤쪽 근육을 함께 잡아주는 운동을 해야 합니다. 한 동작만 해도 허벅지 안쪽, 다리 뒤쪽 그리고 코어까지 자극하는 운동을 지금 시작해 볼게요.

누워서 양쪽 무릎 벌렸다 모으기

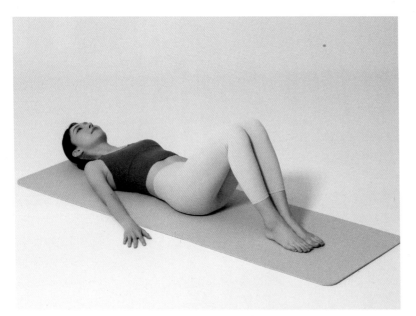

1

바닥에 등을 대고 누운 뒤 양쪽 무릎을 붙이고 세워요. 두 팔은 넓게 벌려 몸을 지지합니다.

허벅지 안쪽의 힘을 깨우는 동작이에요. 무릎부터 허벅지 안쪽 끝까지 지퍼를 당겨 올린다고 상상하며 허벅지 안쪽에 힘을 줍니다.

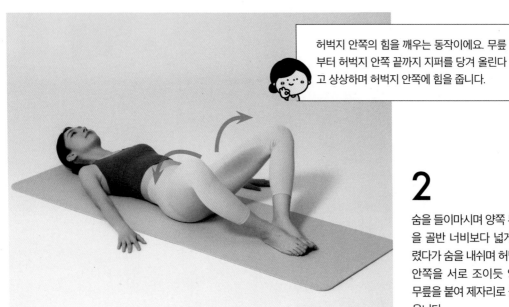

2

숨을 들이마시며 양쪽 무릎을 골반 너비보다 넓게 벌렸다가 숨을 내쉬며 허벅지 안쪽을 서로 조이듯 양쪽 무릎을 붙여 제자리로 돌아옵니다.

누워서 엉덩이 들어 올리기

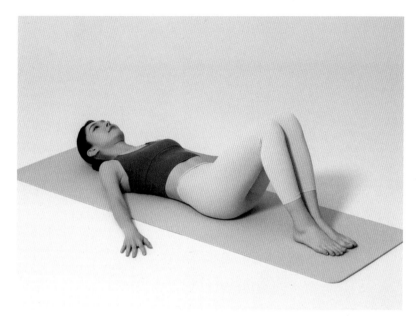

1

바닥에 등을 대고 누운 뒤 양쪽 무릎을 붙이고 세워요. 두 팔은 넓게 벌려 몸을 지지합니다.

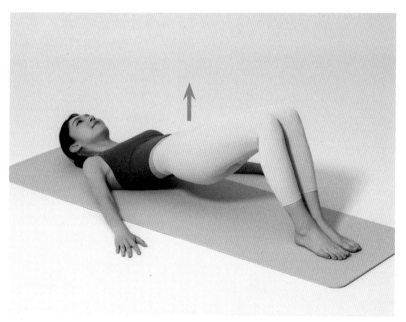

2

안쪽 허벅지와 아랫배에 힘을 주면서 엉덩이를 들어 올렸다가 천천히 제자리로 돌아옵니다.

TIP 양쪽 무릎이 떨어지지 않도록 하고, 허벅지와 아랫배의 힘을 유지할 수 있을 정도까지만 엉덩이를 들어 올려요. 그래야 엉덩이와 허벅지 뒤쪽 근육에 힘이 들어오는 게 느껴집니다.

엉덩이 들어 올려 양쪽 무릎 벌리기

목표 횟수
8회

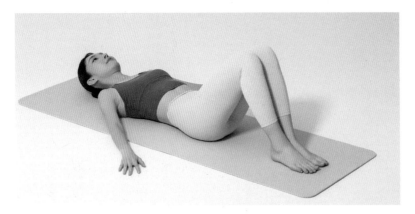

1

바닥에 등을 대고 누운 뒤 양쪽 무릎을 붙이고 세워요. 두 팔은 넓게 벌려 몸을 지지합니다.

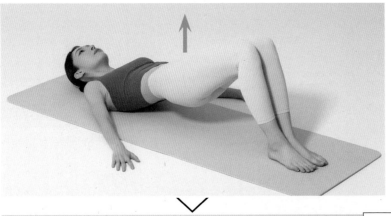

2

안쪽 허벅지와 아랫배에 힘을 주면서 엉덩이를 들어 올린 뒤 양쪽 무릎을 벌렸다가 모아줍니다.

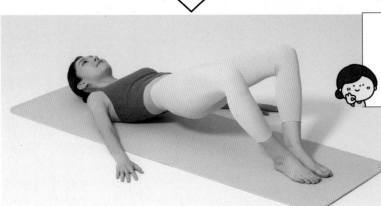

엉덩이와 허벅지 뒤쪽 근육이 계속 사용된 상태에서 허벅지 안쪽 근육을 더 탄력 있게 강화할 수 있어요.

08

매끈한
종아리 만들기

종아리 근육만 유독 과도하게 발달되었다면 몸의 특정 부분에 불균형이 생겼다는 의미예요. 체중이 발 앞쪽으로 많이 이동했거나 발 아치가 무너졌거나, 걸을 때 발목의 움직임이 불안할 경우 종아리 근육들이 과도하게 사용됩니다. 앞에서도 얘기했듯 걷기와 같은 하체의 움직임에는 발목-무릎-골반으로 이어지는 움직임이 원활하게 일어나야 하는데, 특정 근육을 과도하게 사용하는 패턴이 굳어지면 일상생활에서 무의식적으로 늘 사용하는 근육들만 사용하게 됩니다. 그러면 종아리 근육이 더 긴장하면서 힐을 신거나 특별히 종아리 운동을 하지 않아도 단단한 알이 생겨요. 특히 발목은 안정성도 중요하지만, 다양한 상황에 대한 유연성 또한 중요한 관절이기 때문에 종아리 근육이 굳어지면 발목의 부상 위험이 높아질 수 있습니다. 굳고 긴장된 종아리 근육들을 시원하게 풀어주고 슬림한 라인을 만들어주는 운동을 시도해 보세요.

다리 뒤로 뻗어 체중 이동하기

목표 횟수
4회

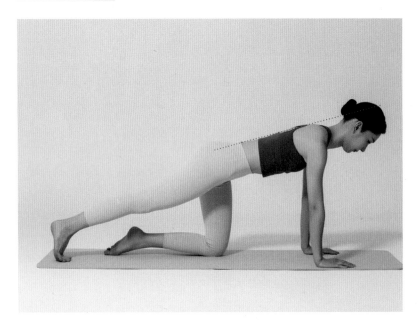

1

네발 기기 자세를 취한 뒤 오른쪽 다리를 뒤로 쭉 뻗어 앞꿈치로 바닥을 딛습니다. 이때 머리끝부터 꼬리뼈까지 일자가 되도록 아랫배를 등 쪽으로 밀어 넣어요.

굳은 종아리 근육을 깨우고 발목의 가동성을 만드는 동작이에요.

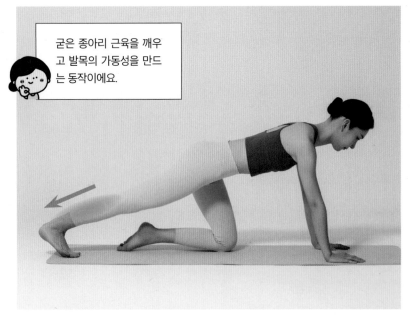

2

오른발 뒤꿈치가 바닥에 가까워지도록 체중을 천천히 뒤쪽으로 이동했다가 제자리로 돌아옵니다. 이 동작을 4회 반복한 뒤 반대쪽도 같은 방법으로 4회 반복합니다.

한쪽 다리 뒤로 뻗고 엉덩이 오르내리기

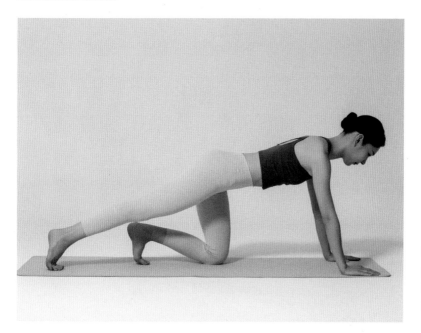

1

네발 기기 자세를 취한 뒤 오른쪽 다리를 뒤로 쭉 뻗어 앞꿈치로 바닥을 딛습니다.

종아리뿐 아니라 발바닥에서부터 종아리, 다리 뒤쪽으로 연결된 전체적인 근막을 스트레칭 할 수 있어요. 만약 다리 뒤쪽이 뻣뻣하다면 무릎을 살짝 구부리고 등과 가슴을 최대한 펴요.

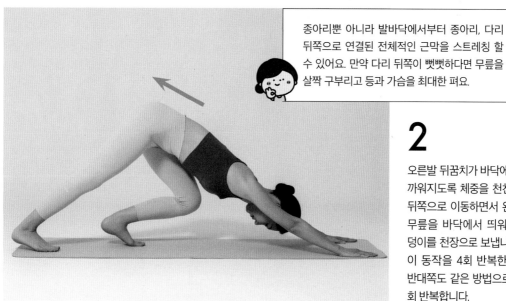

2

오른발 뒤꿈치가 바닥에 가까워지도록 체중을 천천히 뒤쪽으로 이동하면서 왼쪽 무릎을 바닥에서 띄워 엉덩이를 천장으로 보냅니다. 이 동작을 4회 반복한 뒤 반대쪽도 같은 방법으로 4회 반복합니다.

두 다리 뒤로 뻗어 엉덩이 오르내리기

목표 횟수
4회

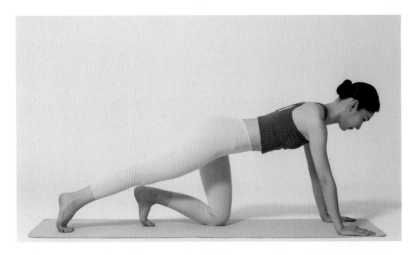

1

네발 기기 자세를 취한 뒤 오른쪽 다리를 뒤로 쭉 뻗어 앞꿈치로 바닥을 딛습니다.

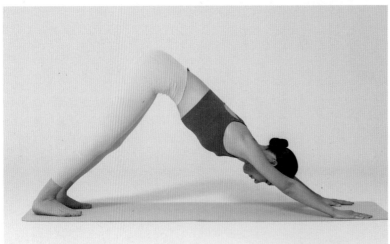

2

오른발 뒤꿈치를 바닥 쪽으로 밀어 체중을 천천히 뒤쪽으로 이동하고, 동시에 엉덩이를 천장으로 보내며 왼쪽 다리도 함께 이동합니다. 3회 호흡한 뒤 제자리로 돌아옵니다.

다리 뒤쪽부터 종아리까지 땅길 거예요. 단순히 종아리 근육을 스트레칭했을 때보다 더 효과적으로 라인이 정리됩니다.

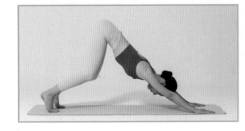

TIP 발뒤꿈치가 바닥에 닿지 않으면 무릎을 살짝 구부리거나 유연성이 허락하는 만큼만 발뒤꿈치를 바닥으로 눌러줍니다.

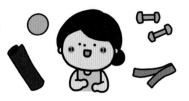

바른 자세를
유지하기

늦은 걸까?
아니 늦지 않았다

'이미 망가진 몸, 이번 생은 틀렸어…', '과연 이 운동을 한다고 효과가 있을까?' 이런 생각으로 운동을 점점 멀리하고 있진 않나요? 예전 같지 않은 체력으로 매일 피로한 생활을 하며 어디서부터 잘못된 건지 도통 알 수 없는 내 몸을 마주하고 있진 않나요? 오늘도 '나중에 꼭 해야지!'라며 쏟아지는 운동 정보를 쌓아두고만 있진 않나요? 분명 아픈 몸은 그대로고 저장해놓은 운동만 수십 가지가 될 거예요. 저도 예전엔 그랬으니까요. 그만큼 실천은 정말 어려워요.

내 몸의 문제점을 발견하고 무릎 재활에 집중하면서 깊이 깨달은 결론이 있습니다. '통증은 나를 변화시키게 만드는 내 몸의 강력한 메시지'라는 사실이에요. 무릎의 통증을 느끼지 못했다면 무릎으로부터 발생된 다른 부위의 변화도 알아차리지 못했을 거예요. 그러면 다른 부위에서도 통증이 터져 나왔을 겁니다.

생각보다 우리 몸과 마음은 '나'라는 자신을 많이 아끼고 사랑합니다. 살아 있는 동안 아프지 않고 건강하게 지내기를 누구보다 간절히 바라지요. 생각해 보세요. 손가락이 가시에 찔렸는데 몸이 통증으로 신호를 보내지 않으면 어떻게 될까요? 가시에 찔린 줄 모르고 손을 계속 사용하면서 가시가 점점 더 깊숙이 박히고, 가시에 있던 병균들로 인해 몸이 감염될 수도 있습니다. 이렇듯 통증은 몸이 소중한 나 자신을 지키기 위해 가장 최전선에서 보내는 강력한 신호랍니다. 문제가 있다는 상황을 인지하고 변화해야 한다고 알리는 것이지요. 변화하기 위한 최적의 타이밍은 바로 통증이 나타난 지금입니다.

변화하기 위해서는 낯설고 불편함을 감수하는 건 필연적입니다. 통증이 오래되었을수록 더 많은 시간과 반복이 필요하지요. 우연히 스트레칭 관련 영상을 보다 잠깐 따라 했는데 다음 날 늘 고통받던 허리 통증이 줄어들었다면 어떨까요? 그럼 이전과 같은 자세나 움직임은 하지 않을 거예요. 이전의 익숙했던 자세나 습관은 다시 지긋지긋한 통증을 만들어 낼 테니까요.

이렇듯 '오늘부터 매일 30분씩 운동하겠어!'라고 다짐하고 하루 이틀 계속 미루기보다 지금 바로 기지개라도 한 번 켜보는 게 통증을 없애는 데 도움이 됩니다. 그 행동이 주는 시원함을 몸으로 느끼는 게 무엇보다 중요하지요. 이런 긍정적인 작은 피드백은 지속할 수 있는 힘을 만들고, 조금씩이더라도 매일매일 달라지는 몸을 만듭니다.

혹시 스트레칭을 했는데 너무 뻣뻣하고 아파서 잘 되지 않았나요? 그래서 속상한가요? 좌절했나요? 그것만으로도 충분합니다. 그렇게 시도하지 않았다면 어디가 뻣뻣한지, 어떤 부위가 불편한지 내 몸과 습관을 관찰할 수 없었을 테니까요. 내 몸의 상태를 알았으니 조금 쉬운 단계의 운동부터 시작하면 됩니다. 남에게 보이기위한 운동이 아닌 나만의 속도로 나를 만나는 여정을 한걸음씩 시작해 보세요. 그 길을 어렵지 않게 도와드릴게요.

이것만은 꼭!
데일리 습관

기껏 자리 잡은 자세가
틀어져버리기 전에

차근차근 운동을 따라 해 자세를 바로잡고 통증이 완화되었더라도 또 다른 고민이 시작될 거예요. 일상생활을 하다 보면, 즉 일하거나 공부하면서 의자에 오래 앉아 있다 보면 바로잡은 자세가 무의식중에 틀어지기 때문이죠. 그래서 저는 3가지 습관을 만들어 꾸준히 실천하고 있어요. <자세요정> 구독자분들이나 제 클래스를 듣는 수강생분들이 저에게 가장 많이 털어놓는 고민 3가지를 함께 보며 어떤 습관을 만들어야 하는지 알아볼까요?

고민1 열심히 운동해서 관절과 근육의 위치를 바로잡았는데 다시 틀어질까 봐 걱정이에요. 직업으로 인해 한 동작을 반복적으로 하거나 하나의 자세를 오래 유지해야 할 경우 어떻게 해야 하나요?

솔루션 **기상 후, 자기 전에 하루 5분 스트레칭하기**

이럴 때는 아침에 일어난 직후 또는 자기 전에 5~10분 정도 가벼운 스트레칭을 해 보세요. 자세가 변형되는 것을 예방할 수 있습니다. 우리는 자는 동안 한 자세를 오래 유지하기 때문에 관절과 근육이 무방비한 상태예요. 따라서 기상 후 가벼운 스트레칭으로 굳어 있는 관절을 깨우고 근육들을 적절한 긴장 상태로 만들어야 하루 동안 몸을 바르게 사용할 수 있습니다. 자기 전에 하는 스트레칭은 그날 몸속에 쌓인 독소를 제거해주고, 긴장된 근육과 관절을 이완하도록 돕습니다.

고민2 평소 바른 자세가 중요하다는 사실을 잘 알고 있지만, 계속 유지하는 게 쉽지 않아요. 바쁜 일상에서 일부러 시간 내어 바른 자세를 하기 힘들 때 '이것만은 꼭 하세요!'하는 포인트가 있을까요?

솔루션 1시간마다 자세 체크하기

일이나 공부 등 무언가에 집중해 몰입하는 순간에 지금까지 익힌 이상적인 자세를 유지하는 건 어려워요. 이때 좋은 방법이 있습니다. 1시간마다 자신의 자세를 체크하는 거예요. 같은 자세를 너무 오래 유지하지 않았는지, 조금 비뚤게 앉아 있지는 않은지, 특정 부위가 눌리지 않았는지 등 현재 취하고 있는 자세를 스스로 인지하는 것만으로도 바른 자세를 취하기 위한 노력이기 때문이죠. 아주 간단하지만 몸을 보호할 수 있는 좋은 방법입니다.

고민3 운동할 시간이 없는 날이나 컨디션이 좋지 않은 날 운동 대신 할 수 있는 것이 있을까요?

솔루션 틈틈이 호흡 체크하기

가장 좋은 것은 바로 호흡 운동입니다. 저와 함께 운동한 분이라면 호흡만 잘해도 자세를 바르게 만들 수 있다는 사실을 이제 잘 알 거예요. 누워 있거나 앉아 있을 때 찰나의 순간이라도 좋으니 앞에서 배운 몸통 호흡을 천천히 진행해 보세요. 긴장된 목과 어깨가 편안해지고 몸속에서부터 힘이 다시 차오르는 게 느껴질 거예요. 가능하다면 두 눈을 감고 해보세요. 마음까지 가다듬는 명상의 효과를 얻을 수 있답니다.

자세를 망가뜨리는
의외의 자세 6가지

꼭 실천해야 할 습관들이 있다면, 반드시 피해야 할 자세도 있습니다. 한마디로 자세를 망가뜨리고 통증을 부르는 자세이지요. 운동을 하거나 치료를 받아도 통증이나 불편감이 개선되지 않는다면 일상생활에서 무심코 하는 자세들을 체크해봐야 합니다. 일상생활에서 흔히 하는 동작이지만 의외로 몸을 망치는 5가지 자세를 알려드릴게요.

나쁜 자세 1 엎드린 자세

사실 이 자세는 휴대폰이나 책을 볼 때 가장 편한 자세죠. 특히 집중하다 보면 몇 시간씩 유지하기도 하는데, 반드시 피해야 할 나쁜 자세입니다. 장시간 엎드린 자세를 유지하면 중력으로 인해 허리뿐 아니라 어깨와 목까지 무리가 가게 되고, 얼굴 쪽으로 압력이 높아지면서 안압이 높아질 수 있어요.

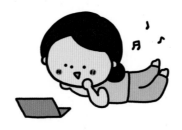

나쁜 자세 2 누워 있다가 벌떡 일어나는 자세

허리가 안 좋은 사람이라면 꼭 기억해야 할 자세입니다. 아침에 잠에서 깰 때 어떻게 일어나나요? 설마 벌떡 일어나 앉나요? 똑바로 누운 자세에서 갑자기 벌떡 일어나면 자는 동안 무방비 상태였던 척추 주변의 인대나 디스크들이 갑자기 충격을 받을 수 있습니다. 이 행동이 지속되면 작은 손상들이 누적되지요. 또 갑자기 일어나면 머리의 혈류가 아래로 급하게 내려가면서 기립성 저혈압이나 어지럼증이 생길 수 있습니다. 그렇다면 어떻게 일어나야 할까요? 누운 자세에서 옆으로 천천히 돌아누운 후 손으로 바닥을 짚으면서 몸을 일으켜야 척추를 보호할 수 있습니다. 특히 어르신들은 누워서 자세를 바꿀 때도 반드시 이 방법을 따라야 합니다.

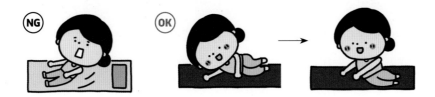

나쁜 자세 3 발목을 꼬고 앉는 자세

의자에 앉아 있을 때 발목을 꼬고 앉는 사람들이 많아요. 그런데 이 자세가 다리를 꼬고 앉는 자세만큼 나쁘다는 사실을 알고 있나요? 발목과 종아리를 꼬고 앉으면 한쪽 무릎이 조금 앞으로 나가면서 골반의 위치가 살짝 틀어집니다. 이 자세를 오랜 시간 유지하면 골반뿐 아니라 허리 근육의 불균형이나 통증이 발생할 수 있어요. 앉을 때는 양쪽 다리를 골반너비 정도 벌리고 두 발을 같은 선상에 두는 것이 가장 이상적인 자세입니다.

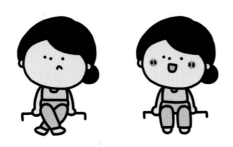

나쁜 자세 4 물건을 멀리 드는 자세

무거운 물건을 들 때 어떻게 들고 있나요? 많은 사람이 양팔을 쭉 편 상태로 물건을 드는데, 이 자세는 몸에 무리가 가는 자세입니다. 물건을 들 때는 최대한 몸에 가깝게 밀착해서 들어야 물건을 더 가볍게 들 수 있어요. 가방끈이 길거나 물건을 몸에서 멀리 띄워 들면 근육들이 몸에서 멀어진 만큼의 무게를 들기 위해 더 힘을 내야 합니다. 뿐만 아니라 몸의 균형을 잡기 위해 더 많은 힘을 내야 하기 때문에 에너지 효율이 떨어지고 몸의 흔들림도 커지지요. 따라서 물건은 최대한 몸에 가깝게 밀착시켜서 드는 것이 좋아요.

이때 배에 힘을 주는 것도 도움이 됩니다. 그냥 물건을 들 때와 배에 힘을 주고 물건을 들 때를 비교해 보세요. 배에 힘을 주고 물건을 들면 몸의 중심이 안정감 있게 잡히면서 손목과 어깨 같은 약한 관절의 힘을 몸통 근육들이 더 단단하게 보조해주어 물건을 훨씬 가볍게 들 수 있어요.

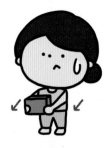 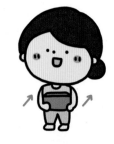

[물건을 멀리 드는 자세]　　[물건을 가깝게 드는 자세]

나쁜 자세 5　무릎을 과도하게 펴는 자세

일상에서 무릎을 얼마나 신경 쓰고 있나요? 가장 흔하게 무릎을 망치는 대표적인 두 가지 자세를 알려드릴게요. 무릎을 망치는 첫 번째 자세는 무릎을 쭉 펴고 장시간 어딘가에 기대는 겁니다. 이럴 경우 다리 뒤쪽에 팽팽한 장력이 생기면서 허리를 구부정하게 만들어요. 또 오랜 시간 동안 무릎관절을 뒤로 밀어내는 힘

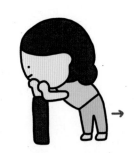

에 체중이 실리면서 무릎 뒤쪽 구조가 약해지고 무릎이 뒤로 밀리게 되는 반장슬, 즉 백니Back Knee가 생길 수 있습니다.

나쁜 자세 6 ┃ 허리를 과도하게 숙였다 일어나는 자세

앞으로 몸을 숙일 때 허리를 과도하게 구부리면 허리
주변 근육이나 인대가 살짝 늘어나 있다가 일어서면
순간적으로 허리에 힘이 팍 들어가게 됩니다. 그러면
우리가 흔히 '담이 걸렸다'라고 표현하는 요추염좌가
발생할 수 있어요. 흔히 몸을 숙이고 머리를 감다가 허

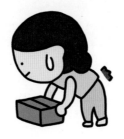

리에 담이 왔던 경험이 한 번쯤 있을 거예요. 또 허리디스크는 뒤쪽으로 쉽게 밀려
나기 때문에 허리를 과도하게 숙인 자세에서 밀려난 디스크는 허리를 펌과 동시에
손상이 될 수 있습니다.

이럴 때는 무릎을 살짝 구부리면 모든 것이 해결됩니다. 어딘가에 기대고 있는 자
세에서 무릎을 과하게 펴지 않고 살짝 구부리면 발목과 무릎, 엉덩이, 어깨에 체중
이 골고루 분산되면서 무릎과 허리의 손상을 줄일 수 있어요. 또한 몸을 숙일 때는
무릎을 구부리면 허리의 움직임이 훨씬 줄어들어요. 일어날 때도 발목과 무릎, 고관
절, 허리가 함께 움직이면서 허리만 과도하게 움직이는 것을 방지할 수 있습니다.

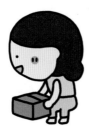 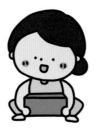

자세요정
식단 따라잡기

자세를 바르게 하는 것만큼 건강에 좋은 음식을 잘 먹는 것도 정말 중요해요. 하루 동안 먹는 음식이 그날의 몸을 구성하기 때문이죠. 예전의 저를 돌아보면 식단에 대한 개념이 전혀 없었어요. 바쁘다는 핑계로 식사에 신경을 쓰지 않았죠. 불규칙한 식사는 물론 빠르게 먹는 데만 급급해 인스턴트, 패스트푸드만 섭취했습니다. 결국 체력이 바닥나고 부종이 심했어요. 당시엔 열심히 운동해도 왜 체력이 늘지 않는지, 충분히 잠을 자도 왜 여전히 피곤한지, 몸의 부종은 왜 더 심해지고 체중은 증가하는지 원인을 찾지 못했어요. 그러다 하루 한 끼를 샐러드로 바꾸고 난 이후부터 해답을 찾았습니다. 의문을 가졌던 모든 것이 자연스럽게 해결되었거든요. 어떻게 이런 일이 가능해졌을까요? 바른 자세로 바꿔놓은 몸을 유지하고 더 나아가 건강한 몸으로 되돌리기 위해 10년째 꾸준히 실천하고 있는 저만의 식단 관리법을 소개할게요. 분명 여러분에게도 도움이 될 거예요.

유연성 있는
나만의 식단 규칙 만들기

삼시세끼를 꼬박 챙겨먹는 건 생각보다 쉽지 않습니다. 더구나 매 끼니를 건강하고 신선한 음식으로 채운다는 건 여간 힘든 일이 아니지요. 그래서 계속 지속할 수 있는, 유연성 있는 나만의 식단 규칙을 세우는 게 중요해요.

• 하루에 한 끼는 건강하고 신선한 음식 섭취하기

현대인의 식사에는 다양한 변수가 존재해요. 아침엔 출근 준비하느라 바빠 시리얼만 먹기도 하고, 저녁엔 회식으로 고열량의 음식을 먹기도 하죠. 뜻하지 않게 간식으로 도넛을 두 개나 먹기도 하고요. 저 또한 마찬가지예요. 그래서 제가 매일 지키는 식단 규칙은 하루 한 끼는 건강한 메뉴로 먹는 것입니다. 예를 들어 저녁에 외식을 할 예정이라면 점심에는 샐러드나 쌈밥, 월남쌈, 비빔밥, 키토 김밥, 호밀빵 샌드위치, 초밥 등 최대한 조미료가 들어가지 않고 조리가 되지 않은 신선한 음식을 선택하는 거예요. 저는 주로 채소나 과일, 초밥을 선택합니다. 이런 규칙을 만들면 어렵지 않게 식단을 조절할 수 있고, 몸의 독소를 조금이나마 줄일 수 있으며 영양도 골고루 섭취하는 게 가능해요.

• 하루 전체 식사의 영양소 비율 맞추기

탄수화물, 지방, 단백질, 무기질, 비타민은 대표적인 5대 영양 성분으로, 몸에 꼭 필요하며 한 끼 식사에 골고루 포함되어야 해요. 하지만 매끼 이 영양소들을 고려해 챙긴다는 건 어렵지요. 그래서 한 끼가 아닌 하루 전체의 섭취 비율을 고려해 식사를 선택한다면 훨씬 편안한 식단 조절이 가능합니다. 예를 들어 점심에 스테이크를 먹었다면 하루에 필요한 단백질과 지방이 어느 정도 채워졌을 거예요. 그러면 저녁 식사에선 부족한 탄수화물과 무기질, 비타민을 채워줄 음식을 선택하는 겁니다. 밥과 채소 반찬으로 구성된 식사를 하고 과일을 먹으면 하루의 영양소 비율을 맞출 수 있죠. 또 아침에 채소와 과일주스를 먹고, 점심에 라면과 빵으로 끼니를 때웠다면 저녁엔 두부나 닭고기 등으로 구성된 식사로 단백질을 채우는 겁니다. 이렇듯 하루 전체의 영양 성분을 고려해 세 끼를 구성하면 어렵지 않게 꾸준히 실천할 수 있을 거예요. 꼭 기억하세요. 한 끼의 영양소 비율을 맞추기 어렵다면 하루의 영양소 비율 맞추기!

• 하루 식사의 총량 조절하기

적게 먹고 골고루 먹는 것이 장수의 비결이라는 얘기를 들어보셨을 거예요. 실제로 과식은 소화기관에 무리를 주며, 뇌로 가야 할 혈류가 소화기관에 대부분 집중되면서 운동신경과 판단력이 흐려집니다. 결과적으로 몸에 지방이 과도하게 축적되어 각종 질병의 원인이 되죠. 또 체중이 많이 늘어나면 몸의 근육과 관절에 무리를 주기도 해요. 이를 예방하려면 하루 동안 내가 먹은 음식의 총량을 체크해야 합니다. 점심에 과식했다면 저녁 식사의 양을 줄이는 식이죠. 전날 저녁에 과식했다면 다음 날 아침 식사를 가볍게 해 몸의 축적된 칼로리가 다음 날 활동으로 소모되게 하고, 소화기관이 쉴 수 있도록 해주는 거예요. 그러면 먹고 싶은 음식을 마음껏 먹어도 자연스럽게 정상 체중을 오랫동안 유지할 수 있답니다.

식단 짤 때
주의해야 할 사항

우리가 무심코 먹는 음식 성분 중에는 하루 기준치를 초과하거나 장기간 과다하게 섭취할 경우 몸에 무리를 주는 영양 성분이 있습니다. 몸에 해를 끼칠 수 있는 대표적인 3가지 성분을 알아보고, 해당 성분을 하루에 얼마나 섭취하고 있는지 자신의 하루 총 섭취량을 체크해 봅시다. 건강에 좋은 음식을 잘 먹는 것만큼 건강에 좋지 않은 음식을 피하는 것도 매우 중요하답니다.

• 염분

적정량의 염분(나트륨)은 우리 몸의 필수 요소지만, 과도하게 섭취할 경우 몸의 부종을 만들고 혈압을 높이는 위험 요소가 됩니다. 한국인의 80% 이상이 나트륨을 과다하게 섭취한다는 연구 결과가 있듯 대부분의 한국 음식에는 염분이 많이 포함되어 있어요. 따라서 하루 동안의 섭취량을 주의 깊게 살펴볼 필요가 있습니다. 염분이 많이 든 음식으로는 케첩, 마요네즈 등 각종 소스류와 장조림, 명란젓 같이 소금에 절인 고기와 생선이 있어요. 면과 국 종류, 김치, 장아찌는 물론 베이컨, 소시지 등의 가공육과 치킨, 햄버거 등의 인스턴트식품에도 많이 들어 있죠. 따라서 이런 음식들은 하루 섭취량을 꼼꼼하게 따져봐야 합니다. 또는 염분을 몸에서 배출시켜주는 음식을 함께 섭취하는 것도 좋은 방법이에요. 특히 칼륨이 많이 들어 있는 음식을 섭취하면 몸속 나트륨 배출에 도움이 됩니다. 바나나, 우유, 감자, 고구마, 밤, 수박, 키위, 토마토, 코코넛워터, 아보카도 같은 음식에 칼륨이 다량 함유되어 있어요. 예를 들어 라면을 먹은 뒤에 우유를 후식으로 마시면 염분 배출에 도움이 됩니다.

• 당분

저는 카페인에 민감해서 카페에 갈 때는 커피 대신 고구마라떼나 과일스무디 같은 음료를 주문해요. 그런데 우연히 이 음료들의 영양 성분을 보고 깜짝 놀랐습니다. 생각했던 것보다 당 함유량이 매우 높더라고요. 세계보건기구(WHO)는 하루 당 섭취량이 전체 섭취 열량의 5%를 넘지 말아야 한다고 권고합니다. 하루 2,000kcal를 섭취한다고 가정했을 때, 당은 25g 이하로 섭취해야 한다는 뜻이지요. 그런데 카페에서 판매하는 음료는 하루 당 섭취량을 훌쩍 초과하고 있었어요. 그 사실을 안 순간 무심코 마신 음료 속 당분이 내 몸에 어떤 악영향을 주는지 생각해보게 됐습니다.

당은 정말 다양한 음식에 포함되어 있어요. 과일 음료와 콜라 같은 탄산음료, 시중에 파는 빵과 디저트류, 시리얼, 요거트에도 생각보다 당이 많이 포함되어 있죠. 그럼 어떻게 당을 제한할 수 있을까요?

평소 제품 포장지에 적힌 영양 성분과 당 함유량을 확인하는 습관을 지녀보세요. 제품마다 영양 성분을 확인한 후 최대한 당이 적은 제품을 고르는 것이 당 섭취를 줄이는 데 큰 도움이 됩니다. 또 하루에 필요로 하는 열량을 제대로 섭취하지 않으면 단 음식과 음료를 먹고 싶은 욕구가 커져요. 이를 막기 위해서는 각종 무기질과 비타민이 풍부한 견과류를 간식으로 먹거나 물을 자주 마시면 도움이 됩니다.

• 트랜스지방과 합성 첨가물

맛있는 음식들은 슬프게도 왜 몸에 나쁠까요? 지방, 염분, 단맛이 적절하게 조화를 이룬 음식을 먹을 때 '우리는 가장 맛있다'라고 느낀다고 합니다. 이런 이유로 대부분의 과자, 햄버거, 인스턴트식품들은 이 비율로 최고의 맛을 구현해 내지요. 하지만 일반적인 지방과 달리 트랜스지방은 반드시 함유 유무를 체크해봐야 합니다. 소량만 섭취해도 체내에 한번 들어오면 쉽게 배출되지 않고, 몸에 나쁜 지방 함량을 높여 각종 질병의 발생 확률을 높이기 때문입니다. 트랜스지방을 많이 함유한 음식은 피자, 팝콘, 튀김, 아이스크림, 마가린, 쿠키, 파이, 초콜릿, 도넛 등이에요. 되도록 가공식품보다 자연식품을 섭취합시다.

가공식품을 피해야 하는 데는 합성 첨가물도 한 몫 해요. 가공된 음식에는 다양한 합성 첨가물이 들어가 있는데, 합성 첨가물은 화학적으로 만들어진 성분으로 발암의 원인이 되기도 합니다. 햄과 베이컨 같은 가공육, 인스턴트식품, 패스트푸드, 어묵, 단무지 등에 합성 첨가물이 많이 함유되어 있으므로 가능한 한 피하는 게 좋아요. 만약 먹게 되더라도 뜨거운 물에 30초 정도 데친 후 조리하면 합성 첨가물과 염분을 줄일 수 있으니 참고하세요.

내 몸을 지키는 습관,
물 마시기

오늘 하루, 물을 얼마나 마셨나요? 생각해야 할 정도라면 지금 바로 물 한잔 마시는 건 어떤가요?

모든 생명체는 물로 이루어졌다는 말이 있듯 우리 몸 역시 체중의 약 50~70%가 물로 채워져 있어요. 주로 피부와 근육에 저장되어 있죠. 그래서 근육량이 많은 사람일수록 몸에 필요한 수분을 더 많이 저장한답니다. 저장된 수분이 가장 먼저 공급되는 부위는 뇌예요. 뇌는 신경세포로 이루어져 있으며 약 85%가 수분이기 때문에 뇌가 온몸에 명령을 내릴 때 물이 신경 전달의 매체로서 사용됩니다. 또 운동 후 근육에 축적된 다양한 젖산과 몸에 쌓인 독소 등을 소변과 땀을 통해 외부로 배출시키고 골격근의 정상적인 수축과 이완을 도와요. 폐와 같은 호흡기관에도 물이 충분히 공급되어 호흡 시 건조하지 않게 촉촉한 점막을 유지하고 세균이나 바이러스에 대한 저항력을 높여줍니다. 체내 수분이 부족하면 뇌의 명령이 신체 각 부위에 올바르게 전달되지 않아 의사결정과 민첩성이 떨어지고 근육과 관절의 정확한 움직임 조절이 어려워져요.

• 하루에 물 1~1.5L 마시기

그렇다면 물은 하루에 얼마나 마셔야 할까요? 체중과 하루 활동량, 섭취하는 음식의 종류에 따라 필요한 물의 양은 조금씩 다를 수 있지만 대략 1~1.5L, 즉 종이컵으로 6~7잔 정도가 적합합니다. 우리는 평소 음식물에 함유된 수분도 함께 섭취하고 있거든요. 물을 많이 마시면 좋다는 생각에 물 섭취량을 과도하게 늘리면 심장과 신장에 과부하가 생겨 수분 중독을 일으킬 수 있습니다. 특히 한꺼번에 많은 물을 마시는 것은 경계해야 해요.

• 하루에 6~7번 나누어 물 마시기

마트에서 흔히 볼 수 있는 큰 생수 한 통이 2L인데, 사실 이 양은 하루에 다 먹기엔 매우 벅차요. 게다가 한꺼번에 많은 물을 마시는 건 몸에 부담을 줄 수 있기 때문에 조금씩 자주 마시는 게 좋습니다. 200ml짜리 종이컵에 물을 가득 따라 하루에 6~7번 천천히 마시는 걸 추천해요. 특히 기상 후에는 자는 동안 호흡으로 날아간 수분을 보충하고 신진대사를 원활히 하기 위해 물 한 잔을 습관처럼 마시길 추천해요.

• 순수한 물로 마시기

맹물을 마시기 힘들어하는 사람들이 꽤 많아요. 그래서 이온음료나 차로 수분 섭취를 대신하는데, 이는 좋지 않은 방법입니다. 이온음료나 차에는 미량의 당분과 색소, 보존제 등이 포함되어 있어 몸속으로 들어갈 경우 이런 성분을 분해하거나 배출하기 위해 수분이 더 필요해요. 즉 계속 마셔도 목이 마르게 되고, 수분을 보충하기 위해 마신 음료들이 오히려 수분을 배출하게 만드는 셈이지요. 가능한 한 순수한 물을 마시는 것이 몸에 가장 도움이 됩니다. 만약 순수한 물을 섭취하는 게 어렵다면 연하게 우린 보리차나 우엉차 같은 이뇨 작용이 없는 차를 마셔보세요. 커피, 녹차, 홍차 등은 이뇨 작용이 있어 물 대신 섭취하는 건 바람직하지 않습니다.

• 운동 중에 물을 마시고 싶다면

운동 전에 물을 마셔야 할까요? 아니면 갈증이 나도 꾹 참다 운동 후에 마셔야 좋을까요? 한 번쯤 고민해 본 적이 있을 거예요. 사실 운동 시 수분 섭취는 어떤 타이밍이 아니라 갈증이 너무 발생하지 않도록 조금씩 자주 마시는 게 좋습니다. 그래야 몸이 너무 무거워지는 것도 방지할 수 있어요. 또 빠르게 수분을 흡수시키기 위해선 너무 차가운 물보다는 미온수를 마시는 게 좋아요. 찬물을 마실 때는 빠르게 벌컥벌컥 마시기보다 입안에서 살짝 머금었다가 천천히 마셔야 합니다. 물의 온도를 체온과 비슷하게 만들어 체내에 보다 빠르게 흡수될 수 있기 때문이죠.

올바른 자세를 완성하는
5가지 법칙

단 한 번의 교정만으로도 자세가 쉽게 바로잡히고 유지된다면 좋겠지만 그런 일은 일어나지 않아요. 자세를 바르게 하는 습관을 만들어 꾸준히 노력해야 하죠. 그래야 통증도 몸에서 완전히 밀어낼 수 있습니다. 일상에서 통증과 꾸준히 멀어지는 법칙 5가지를 소개할게요.

법칙1 매일 10분씩 통증 덜어내기

간단한 스트레칭도 좋고, 가벼운 근력운동도 좋아요. 몸을 바꾸기 위해 가장 중요한 건 짧은 시간이라도 매일 운동하는 것입니다. 하루에 딱 10분만 내 몸을 위해 시간을 내보세요. TV를 시청하면서 가벼운 스트레칭을 하거나 좋아하는 음악을 틀어놓고 뻐근했던 부위 위주로 운동하는 거예요. 이것도 어렵다면 누운 자세에서 할 수 있는 운동을 해보세요. 딱 10분만 투자해 보세요. 시작이 어렵지만 가벼운 움직임에도 통증이 줄어들고 피로가 싹 풀리는 느낌을 맛본다면 자연스럽게 움직이는 나를 발견할 수 있을 거예요.

법칙2 내 몸 상태에 맞춰 운동 강도 정하기

사람마다 타고난 체형과 근력이 모두 다릅니다. 매일 몸의 컨디션이 다르듯 사람마다 건강 상태도 다 다르죠. 따라서 어떤 운동을 하든 내 몸에 맞는 강도와 횟수로 진행해야 합니다. 처음부터 무리하지 말고 가능한 정도까지 동작을 해보면서 '아, 이런 운동이구나!'를 이해한 후 여러 번 반복하면서 강도와 횟수를 늘려가야 해요. 단, 통증이 없는 범위까지만 움직이는 게 중요해요. 동작을 했을 때 찌릿하고 부딪히는 통증이 과하게 느껴진다면 즉시 그만두고 병원을 찾아야 합니다.

법칙 3 항상 바른 자세 유지하기

처음부터 모든 자세를 바르게 만드는 건 쉽지 않아요. 지금까지 해왔던 습관과 나쁜 자세가 몸과 머릿속에 남아 있기 때문이지요. 그래서 저는 하루에 한 가지 자세를 미션처럼 집중해보기를 추천해요. 예를 들면 '앉기, 서기, 눕기, 걷기' 중 한 가지 자세를 골라 하루 동안 그 자세를 바르게 하기 위해 신경 쓰는 식입니다. 또는 '목, 어깨, 등, 허리, 골반, 무릎' 중 한 부위를 고른 후 그 부위의 자세나 움직임을 바르게 하려고 애쓰는 거예요. 시간 맞춰 물을 마실 때마다 해당 부위의 자세가 바른지 체크하고 의식해서 바로잡는다면 어렵지 않게 습관을 만들 수 있습니다. 이후 익숙해지면 조금씩 몸 전체의 자세를 체크하는 방법으로 바꾸어 나가면 됩니다.

법칙 4 몸의 긴장을 풀고 명상하기

잦은 스트레스와 과도한 긴장은 특정 근육을 수축시키고 관절을 뻣뻣하게 만듭니다. 이런 긴장 상태에서 몸을 갑자기 움직이면 부상의 위험이 높아져요. 현대사회에서 스트레스와 긴장을 피할 수 없다면 이를 잠재워 최소화해야 합니다. 가장 좋은 방법은 바로 호흡하기예요. 어느 장소든 상관없이 잠깐이라도 시간이 난다면 잠시 눈을 감고 호흡에 집중해 보세요. 숨을 들이마실 때 공기가 몸속으로 들어오면서 몸이 천천히 부풀려지고, 숨을 내쉴 때 공기가 몸 밖으로 빠져나가면서 몸통이 줄어드는 움직임에 집중합니다. 그러면 외부 자극에 흩어져 있던 의식이 나 자신에게 집중될 거예요. 또 흥분과 민첩한 움직임 등을 담당하는 교감신경보다 부교감신경이 훨씬 활성화되면서 몸을 편안하고 이완된 상태로 만들어 몸과 마음의 긴장이 줄어듭니다.

법칙 5 깊은 수면 즐기기

수면은 하루 동안 쌓인 모든 피로를 해독하고 다음 날을 위해 재충전하는 시간이에요. 충분한 수면이 이루어지지 못하면 다음 날 몸의 피로감으로 인해 축축 처지게 되고, 판단력이나 운동신경이 많이 떨어집니다. 이상적인 수면 시간은 사람마다 다르지만 보통 6~8시간 정도가 적합하며, 충분히 그리고 깊게 숙면해야 뇌와 근육의 피로를 충분히 회복할 수 있습니다. 제가 숙면을 취하는 3가지 비법을 알려드릴게요.

숙면하는 3가지 비법

비법1 자기 전에 조명 낮추기

잠에 들기 직전까지 머리 위에 형광등이 켜져 있으면 우리 몸은 해가 떠 있는 것으로 인식해 자연스러운 휴식 단계에 접어들 수 없어요. 수면에 들기 1~2시간 전부터 낮은 빛의 조명으로 환경을 서서히 어둡게 만드세요.

비법2 잠자리에서 스마트폰하지 않기

수면을 위해 자리에 누웠다면 되도록 스마트폰 같은 전자 기기는 사용하지 않아야 합니다. 뇌는 잠들 시간임을 인지하지만 전자 기기를 통해 눈에 밝은 빛이 계속해서 들어오면 교감신경이 활성화돼요. 그러면 뇌가 깨어 있어야 한다고 인지하게 됩니다. 그렇다면 당연히 숙면에 들기 어렵겠지요?

비법3 누운 자세에서 깊이 호흡하기

자리에 누웠다면 깊게 호흡해 보세요. 몸과 마음을 안정화시키는 부교감신경이 활성화되면서 빠르게 깊은 잠에 빠질 수 있습니다. 하나, 둘, 셋을 세면서 코로 숨을 천천히 들이마신 뒤 숨을 참으며 셋을 셉니다. 다시 하나, 둘, 셋을 세면서 코로 숨을 천천히 내쉽니다. 이런 방법으로 10회 정도 반복하면 몸의 긴장이 풀리면서 노곤노곤해지는 걸 느낄 수 있을 거예요. 셋을 세는 게 익숙해지면 넷까지, 다섯까지, 여섯까지 천천히 늘리는 것도 좋습니다.

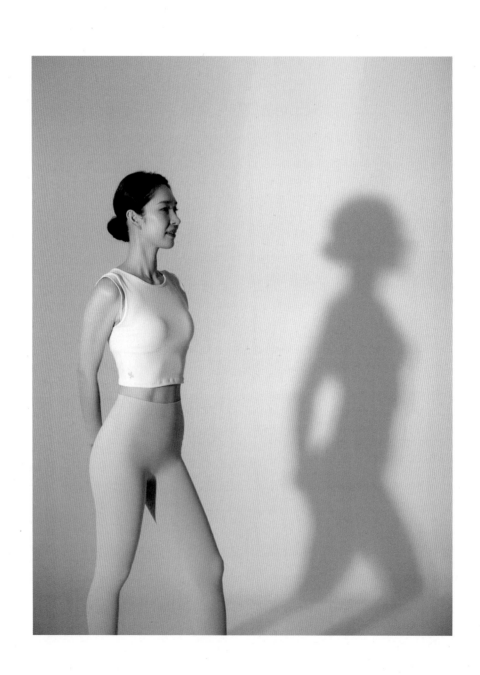

" 바른 자세로 회복하기 위해 하루 10분 꾸준히 움직인다면

여러분도 자세요정이 될 수 있습니다! "

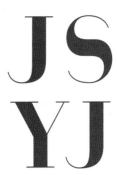

무너진 자세를 바로 세우는
기적의 자세 요정

초판 1쇄 발행 2023년 10월 12일
초판 10쇄 발행 2023년 11월 7일

글 자세요정
펴낸이 김선식

경영총괄 김은영
콘텐츠사업2본부장 박현미
책임편집 권예경 **책임마케터** 오서영
콘텐츠사업7팀장 김민정 **콘텐츠사업7팀** 김단비, 권예경, 이한결
편집관리팀 조세현, 백설희 **저작권팀** 한승빈, 이슬, 윤제희
마케팅본부장 권장규 **마케팅1팀** 최혜령, 오서영
미디어홍보본부장 정명찬 **영상디자인파트** 송현석, 박장미, 김은지, 이소영
브랜드관리팀 안지혜, 오수미, 문윤정, 이예주 **지식교양팀** 이수인, 염아라, 김혜원, 석찬미, 백지은
크리에이티브팀 임유나, 박지수, 변승주, 김화정, 장세진 **뉴미디어팀** 김민정, 이지은, 홍수경, 서가을
재무관리팀 하미선, 윤이경, 김재경, 이보람, 임혜정
인사총무팀 강미숙, 김혜진, 지석배, 황종원
제작관리팀 이소현, 최완규, 이지우, 김소영, 김진경, 박예찬
물류관리팀 김형기, 김선진, 한유현, 전태환, 전태연, 양문현, 최창우
외부스태프 글 정리 장문정 디자인 정윤경 사진 스튜디오 etc. 일러스트 임희, 안소현

펴낸곳 다산북스 **출판등록** 2005년 12월 23일 제313-2005-00277호
주소 경기도 파주시 회동길 490 다산북스 파주사옥
전화 02-704-1724 **팩스** 02-703-2219 **이메일** dasanbooks@dasanbooks.com
홈페이지 www.dasan.group **블로그** blog.naver.com/dasan_books
용지 신승지류유통 **인쇄** 북토리 **제본** 국일문화사 **후가공** 평창피앤지

ISBN 979-11-306-4666-4 (13510)

다산북스(DASANBOOKS)는 독자 여러분의 책에 관한 아이디어와 원고 투고를 기쁜 마음으로 기다리고 있습니다.
책 출간을 원하는 아이디어가 있으신 분은 다산북스 홈페이지 '원고투고'란으로 간단한 개요와 취지, 연락처 등을 보내주세요.
머뭇거리지 말고 문을 두드리세요.